首都医科大学附属北京佑安医院

肝胆外科

病例精解

总主编 / 金荣华
主　编 / 栗光明　林栋栋

科学技术文献出版社
SCIENTIFIC AND TECHNICAL DOCUMENTATION PRESS
·北京·

图书在版编目（CIP）数据

首都医科大学附属北京佑安医院肝胆外科病例精解 / 栗光明，林栋栋主编. —北京：科学技术文献出版社，2022.8
ISBN 978-7-5189-8910-2

Ⅰ.①首…　Ⅱ.①栗…②林…　Ⅲ.①肝疾病—外科学—病案—分析 ②胆道疾病—外科学—病案—分析　Ⅳ.① R657.3 ② R657.4

中国版本图书馆 CIP 数据核字（2022）第 013786 号

首都医科大学附属北京佑安医院肝胆外科病例精解

策划编辑：蔡　霞　责任编辑：吴　微　责任校对：张　微　责任出版：张志平

出　版　者	科学技术文献出版社	
地　　　址	北京市复兴路15号　　邮编　100038	
编　务　部	（010）58882938，58882087（传真）	
发　行　部	（010）58882868，58882870（传真）	
邮　购　部	（010）58882873	
官　方　网　址	www.stdp.com.cn	
发　行　者	科学技术文献出版社发行　　全国各地新华书店经销	
印　刷　者	北京虎彩文化传播有限公司	
版　　　次	2022 年 8 月第 1 版　　2022 年 8 月第 1 次印刷	
开　　　本	787×1092　1/16	
字　　　数	132 千	
印　　　张	12.5	
书　　　号	ISBN 978-7-5189-8910-2	
定　　　价	108.00元	

编委会

普通外科中心

首都医科大学附属北京佑安医院
肝胆外科病例精解
编者名单

主　编　粟光明　林栋栋

副主编　王孟龙

编　委　（按姓氏拼音排序）

邱　亮　丁　兢　杜松涛　段斌炜　伏　志

高大明　郭　娜　郭庆良　何　莉　贾　哲

金伯旬　李　聪　李传云　李文磊　刘晋宁

刘召波　马　超　孙力波　王　鑫　王铁铮

武聚山　许　瀛　杨　光　杨耿侠　张　振

张海涛　赵晓飞　朱瑞东

秘　书　刘召波　赵晓飞

主编简介

栗光明　主任医师，副教授，硕士研究生导师。首都医科大学附属北京佑安医院普通外科中心主任、肝移植中心主任、重症医学科主任，首都医科大学普外学系副主任，首都医科大学肝癌诊疗中心常务副主任。中华医学会器官移植分会全国委员，中华医学会器官移植分会感染学组委员，中华医学会外科学分会手术学组委员，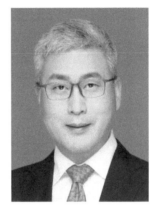北京医学会外科学分会委员，北京医学会外科学分会肝脏学组副组长，北京医学会肿瘤学分会委员，北京医学会器官移植学分会委员，中国医师协会器官移植分会全国委员，中国医师协会肝癌专业委员会常务委员，中国医师协会肝脏医师专业委员会委员，中国医师协会外科医师分会多学科综合治疗专业委员会常务委员。《中华肝胆外科杂志》《中华肝脏外科手术学杂志》《器官移植杂志》《中华移植杂志》等杂志编委。曾获得国家教学成果二等奖、北京市教学成果一等奖。

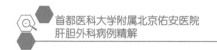

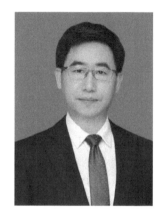

林栋栋 主任医师，教授，医学博士，博士研究生导师。首都医科大学宣武医院普通外科主任医师。2003年毕业于首都医科大学，师从孙家邦教授，获外科学博士学位。2010年7月至2011年1月赴美国匹兹堡大学医学中心Starzl器官移植研究所进修学习。历任首都医科大学附属北京佑安医院普通外科中心副主任、常务副主任、外科学教研室主任。2021年9月起任首都医科大学宣武医院普通外科副主任。

现为北京医师协会器官移植专科医师分会常务理事兼总干事，北京医学会器官移植学分会常务委员，中华医学会肝病学分会终末期肝病学组委员，中国研究型医院学会数字医学临床外科专业委员会常务委员，中国医疗保健国际交流促进会肝脏移植分会委员，北京医师协会门静脉高压介入诊疗学组副组长，中国研究型医院学会血栓与止血专业委员会委员，中国微循环学会肝脏微循环专业委员会常务委员，中国研究型医院学会老年外科专业委员会委员，中国普外基础与临床杂志第六届编辑委员会委员。曾任第一届海峡两岸医药卫生交流协会肝胆胰外科专业委员会委员，第一届海峡两岸医药卫生交流协会器官移植分会委员。

序　言

　　首都医科大学附属北京佑安医院是一家以感染、传染及急慢性相关性疾病群体为主要服务对象和重点学科，集预防、医疗、保健、康复为一体的大型综合性医学中心，形成了病毒性肝炎与肝癌、获得性免疫缺陷综合征（艾滋病）与新发传染病、感染免疫与生物医学三大领域的优势学科。建有北京市肝病研究所、北京市中西医结合传染病研究所、国家中西医结合肝病重点专科、北京市乙型肝炎与肝癌转化医学重点实验室、北京市艾滋病重点实验室、北京市重大疾病临床数据样本资源库、首都医科大学肝病与肝癌临床研究所、北京市国际科技合作传染病转化医学基地。

　　作为感染性和传染性疾病的临床救治中心，首都医科大学附属北京佑安医院承担着北京市，乃至全国突发公共卫生事件及重大传染病的应急和医疗救治任务，积累了大量宝贵的临床经验。随着医学科技的进步，临床专业的划分与定位也日趋精细，对疾病诊疗精准化要求也不断提升。为让临床医生更好地掌握诊治思路、锻炼临床思维、提高诊疗水平，我们将收治的部分典型或疑难病例进行了分门别类的整理，并加以归纳总结和提炼升华，以期将这些宝贵的临床经验更好地留存和传播。

　　本套丛书是典型及疑难病例的汇编，是我院16个重点学科临床经验的总结和呈现，每个病例从主要症状、体征入手，通过病例特点的分析，逐步抽丝剥茧、去伪存真，最终找到疾病的本质，给予患者精准的诊疗。每个病例均通过对临床诊疗的描述，展示出作者的临床思维过程，最后再以病例点评的形式进行总结，体现了理论与实践的结合、多学科的紧密配合，是科室集体智慧的结晶，是编者宝贵经验的精华，相信对大家开拓临床思维、提高临床诊疗水平有所裨益。

本套丛书的编写得到了首都医科大学附属北京佑安医院广大专家们的大力支持和帮助，在此表示感谢。但由于水平有限，书中难免出现错漏之处；加之医学科学快速发展，部分观点需要及时更新，敬请广大读者批评指正。我们也将在提升医疗水平的同时，持续做好临床经验的总结和分享，与大家共同进步，惠及更多的同行与患者。

金荣华

前　言

　　肝胆外科在腹部外科中的地位较为特殊，因为肝胆承担了消化、免疫、代谢、内分泌等多种功能，肝胆系统解剖相对复杂同时也毗邻很多重要结构，因此肝胆系统手术多涉及多个器官，术式繁多，技术要求高。

　　本书以立足临床、服务临床为目的，对普通外科中心的经典、少见、疑难等病例进行汇总，期望提高广大临床工作者对于疾病的认识和了解。首都医科大学附属北京佑安医院普通外科中心以肝胆系统恶性肿瘤的外科治疗和肝移植为重点，具有较强的专科特色，治疗手段全面、丰富，具有一定的参考价值。

　　近一个世纪以来，随着外科学、免疫学、药理学及其他基础学科和临床相关学科的发展，器官移植已经成为现实，全球已经有超过百万患者接受了器官移植，获得新生，首都医科大学附属北京佑安医院也在1978年完成了北京市第一例肝移植手术，到如今我们已经在肝移植的道路上探索了40余年，完成肝移植手术近2000例，已经成为成熟的肝移植中心，其中有坎坷、心酸，更有成长和进步。

　　本书包含了不同病种行肝移植手术的病例，如慢重肝肝移植、肝癌肝移植、失代偿期肝硬化肝移植、遗传性疾病肝移植病例等，也包含较为复杂的二次肝移植。肝移植术后感染是引起围术期及术后死亡的重要原因，在此，我们总结了肝移植术后真菌、病毒、结核、细菌等不同病原体感染病例，同时还

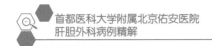

包含了一些肝移植术后常见并发症的病例分享，最后胰腺疾病及门静脉高压症也是普通外科中心的特色治疗病例，在此一并展示。

在本书即将出版之际，感谢所有参加病例编写的编者，他们在完成日常的临床工作之余也为此书的出版付出了大量的辛苦。本书内容丰富、实用性强、查阅方便，可供从事肝胆外科及肝移植科的医师参考使用，亦可供一般临床医师参考，希望大家阅读此书能有所裨益。

首都医科大学附属北京佑安医院普通外科中心

栗光明

目　录

病例 1
腹腔镜肝左外叶切除术

病历摘要

【基本信息】

患者，女，44岁，主诉"乙肝病史44年，发现肝占位4天"。患者母婴垂直传播感染乙型病毒性肝炎，无特殊不适，未予治疗。6年前体检时发现肝硬化，开始口服恩替卡韦抗病毒治疗。1年前自行停药，停药后出现肝功能异常，经保肝治疗并再次口服恩替卡韦后肝功能正常。4天前于我院复查，影像学提示：肝占位。为行手术治疗入院。

既往史：既往体健。

【体格检查】

神清、慢性肝病面容，皮肤、巩膜无黄染，腹平、软，无

1

压痛、反跳痛及肌紧张。移动性浊音（－）。

【辅助检查】

血常规：WBC 3.57×10^9/L，HGB 119 g/L，PLT 186×10^9/L，NEUT% 38.4 %。肝功能：ALT 16.8 U/L，AST 22.5 U/L，TBIL 9 μmol/L，DBIL 3.8 μmol/L，ALB 38.8 g/L。凝血：PT 11 s，PTA 103%。术前病毒筛查：乙肝 1、4、5（＋）。肿瘤标志物：AFP 161.6 ng/mL，PIVKA-Ⅱ 17 mAU/mL。胸片：未见异常。心电图：未见明显异常。肝纤维化扫描仪 11.5。ICG R15 4.6%。Child-Pugh 评分：5 分，A 级。腹部 CT：肝左外叶结节型肝癌，直径约 3 cm，动脉期病灶明显强化，平衡期呈低密度、包膜强化。具体如图 1-1 至图 1-3 所示。

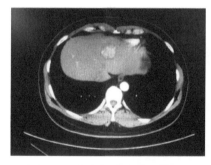
图 1-1　动脉期病灶明显强化

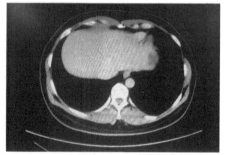
图 1-2　平衡期呈低密度、包膜强化

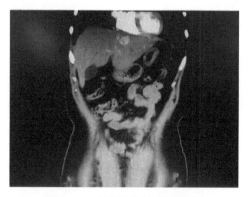
图 1-3　动脉期病灶明显强化

【诊断】

原发性肝癌 T1n0m0 Ⅰa 期，乙型肝炎肝硬化（代偿期）。

【治疗】

入院后完善相关检查后行腹腔镜肝左外叶切除术，手术顺利。术中解剖性切除左外叶肝组织，较大血管、胆管应用血管夹结扎。肿瘤包膜完整，切缘约 1 cm（图 1-4）。术中出血 100 mL，未输血。术后病理：中分化肝细胞癌。术后安返外科病房，给予保肝、抑酸、止血、补液等对症治疗。结合快速康复理念，术后第 1 天给患者拔除胃管，嘱其适应性喝水、进流食，并鼓励其下床活动。术后恢复 5 天出院。术后定期随访，未见肿瘤复发。

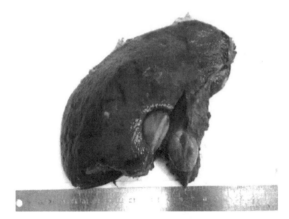

图 1-4　切除的肿瘤

病例分析

原发性肝癌是目前我国位居第四位的常见恶性肿瘤及第三位的肿瘤致死病因，我国肝癌的高危人群主要包括：具有乙型肝炎病毒（ hepatitis B virus，HBV ）和（ 或 ）丙型肝炎病毒（ hepatitis

笔记

3

C virus，HCV）感染、长期酗酒、非酒精脂肪性肝炎、食用被黄曲霉毒素污染的食物、各种原因引起的肝硬化及有肝癌家族史等的人群，尤其是 40 岁以上的男性风险更大。

患者有乙肝肝硬化基础，AFP 明显升高，影像学表现为动脉期强化、静脉期减弱，呈"快进快出"表现，符合原发性肝癌诊断。诊断明确，有手术指征，无手术禁忌证。术前评估：患者单个肿瘤直径 3 cm，位于肝 S3 段，肝硬化程度不重，Child-Pugh 评分为 5 分，A 级；ICG R15 4.6%，可耐受手术切除。原发性肝癌的主要治疗方法有肝移植、肝癌切除、消融治疗。患者暂不考虑肝移植手术。肝癌外科切除与消融治疗疗效无差异，但外科切除的远期疗效更好。考虑到腹腔镜微创手术具有创伤小、术后恢复快、出血量少，并发症发生率较低等优点，目前腹腔镜肝左外叶切除已作为一种标准术式，故选择腹腔镜肝左外叶切除术。

病例点评

肝脏左外叶肿瘤首选手术切除。肝左外叶无复杂的脉管伴行，断面脉管层次较清晰，因而腹腔镜下肝左外叶切除是一种理想的微创手术方式。随着腹腔镜技术和设备的更新，腹腔镜下肝切除术因外观好、疼痛轻、恢复快等优势，在临床上应用越来越多。

（邱亮　郭庆良）

笔记

参考文献

[1] 中华人民共和国卫生和计划生育委员会医政医管局 . 原发性肝癌诊疗规范（2017年版）[J]. 消化肿瘤杂志（电子版），2017，9（4）：213-228.

[2] 陈孝平，张万广 . 腹腔镜肝癌根治术的难点与争议 [J]. 中华普外科手术学杂志（电子版），2018，12（5）：361-363.

[3] 徐畅，罗祥基，吴孟超，等 . 腹腔镜肝切除与开腹肝切除治疗原发性肝癌安全性及疗效的 Meta 分析 [J]. 海军医学杂志，2016，37（5）：439-442，448.

[4] 中华医学会外科学分会肝脏外科学组 . 腹腔镜肝切除专家共识与手术操作指南（2013 版）[J]. 中华消化外科杂志，2013，12（3）：161-165.

病例 2
腹腔镜肝血管瘤切除术

病历摘要

【基本信息】

患者，女，53岁，主因"体检发现肝血管瘤8月余"入院。8个月前患者健康体检行腹部B超检查发现"肝血管瘤"，直径约6 cm，疲劳时偶有右上腹不适，无乏力、消瘦、发热，无厌食、皮肤瘙痒，无恶心、呕吐，无腹痛、腹胀等，未行特殊治疗，建议继续观察。1个月前患者再次行腹部B超检查，发现"肝血管瘤"增大至7 cm，患者此次为行手术治疗就诊，门诊以"肝血管瘤"收入院。发病以来，患者食欲好，睡眠可，大小便正常，体重无明显变化。

既往史：高血压病史 1 年，血压最高达 200/100 mmHg，规律服用硝苯地平控释片（拜新同）治疗，平时血压波动在 120/70 mmHg 左右。

【体格检查】

神清，精神好，生命体征平稳，心肺（－），腹部外形平坦，全腹柔软，无腹肌紧张，全腹无压痛、反跳痛，Murphy 征（－），麦氏点无压痛、反跳痛，肝、脾肋下未触及，移动性浊音（－），肠鸣音正常，4 次 / 分，双下肢无水肿，神经系统查体（－）。

【辅助检查】

血常规：WBC 6.52×10^9/L，NEUT 4.02×10^9/L，HGB 141 g/L，PLT 189×10^9/L。肝肾功能：ALT 8.4 U/L，AST 19.3 U/L，TBIL 9.2 μmol/L，DBIL 2.6 μmol/L，ALB 50.0 g/L，Cr 53.6 μmol/L。凝血：PT 12.0 s，PTA 90%，INR 1.07。肿瘤标志物：AFP 4.32 ng/mL，PIVKA-Ⅱ 35 mAU/mL。乙肝五项：阴性。丙肝抗体（－）。

腹部 B 超：肝右叶多发不均质高回声，较大者约 72 mm × 50 mm 大小，边界尚清。CDFI：周边可见少量血流信号，提示肝右叶高回声（血管瘤？）。

腹部增强 CT：肝内多发低密度灶，较大者位于肝右前叶，直径约 71 mm，增强后三期渐进性强化，提示肝多发血管瘤（图 2-1）。

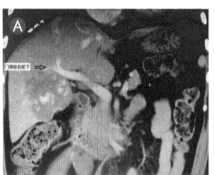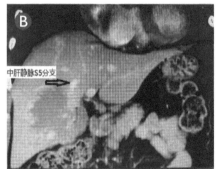

图 2-1 肝 S5 血管瘤增强 CT：肝 S5 血管瘤与中肝静脉关系

【诊断】

肝血管瘤；高血压，3 级，高危。

【鉴别诊断】

（1）肝细胞癌：一般有乙肝、丙肝或酒精性肝病等疾病背景，AFP 可显著升高，单发常见，亦可多发，动脉期强化明显，静脉期造影剂消退，呈"快进快出"表现，该患者无肝病背景，AFP 水平正常，同时腹部增强 CT 呈"快进慢出"表现，不考虑该诊断。

（2）肝转移癌：常为结肠癌、胃癌、胰腺癌等恶性肿瘤转移至肝脏，早期可无临床表现，CT 多为肝内多发、大小及密度均一的占位，增强扫描可表现边缘强化，类似血管瘤早期表现，但延时扫描呈低密度表现，结合该患者 CT 表现，暂不考虑肝转移癌。

（3）肝脓肿：多继发于胆道或其他化脓性感染，起病急，伴有寒战、高热等，白细胞及中性粒细胞升高明显，抗感染治疗有效，CT 平扫可见低密度占位，边缘模糊，增强扫描病灶周边及内部不均匀强化，典型表现有"双环征"或"花瓣征"，以及不同程度的液化表现。该患者不符合肝脓肿特点。

【治疗】

患者诊断肝血管瘤明确，有手术指征，无手术禁忌证，完善术前准备后行腹腔镜肝血管瘤切除术，术中见肝血管瘤位于肝 S5，边界不清，大小约 70 mm，邻近胆囊，S8 可见另一直径 20 mm 血管瘤，考虑 S8 血管瘤较小，暂不处理；行腹腔镜胆囊切除＋肝 S5 血管瘤切除术，常规切除胆囊后，于第一肝门预置阻断带，以超声刀沿血管瘤边缘逐步切除肝组织，较大血管、胆管以结扎夹夹闭并离断，直至血管瘤完全切除，血管瘤距离门静脉右前下分支、中肝静脉 S5 分支近，术中出血较多，间断阻断第一肝门 10 分钟，游离满意后以血管夹夹闭较大血管，肝创面放置引流管 2 根，延长脐部切口后取出血管瘤，术中出血 1000 mL，输血浆 400 mL，未输红细胞。术后病理：肝 S5 海绵状血管瘤，部分区域伴机化，周围肝组织轻度肝细胞脂变（图 2-2）。

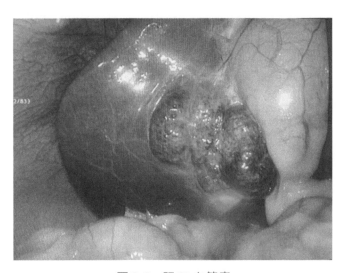

图 2-2　肝 S5 血管瘤

患者术后恢复平稳，术后 3 周出院。

病例分析

　　肝血管瘤是肝脏常见的良性疾病，由肝动脉供血，主要发病原因有先天性肝脏末梢血管畸形、毛细血管感染后扩张、口服避孕药等，女性多见，在发病初期，通常无明显临床症状，随着肿瘤逐渐增大，会出现局部压迫症状，包括右上腹隐痛、食欲不佳、进食困难、腹部饱胀、吞咽困难等，目前尚无统一的手术指征。多数学者认为手术指征为：① 具有明显的腹部症状；② 瘤体快速增大；③ 肝血管瘤破裂及出现严重的并发症；④ 对肝血管瘤病灶存在严重的心理障碍。

　　肝血管瘤主要治疗方式如下。

　　（1）肝血管瘤切除术：可行规则肝叶、肝段或半肝切除术，亦可行肝血管瘤剥除术，手术方式由肝血管瘤的大小、位置决定，同时由外科医生的手术技巧和偏好决定。术前需要评估肝脏功能、残余肝脏体积，并根据血管瘤位置选择手术入路和手术规划，术中出血较多时可行区域性半肝血流阻断或联合pringle 法阻断，有效控制术中出血，开腹手术创伤相对较大，腹腔镜和机器人手术相对创伤小，术后并发症少，同时术后很少出现血管瘤复发。

　　（2）肝血管瘤射频消融术：手术创伤相对较小，手术操作简单，但对于直径较大血管瘤的射频消融可能消融不完全，主要风险包括出血、周围脏器刺伤、热传导损伤等。腹腔镜射频消融可通过阻断第一肝门控制入肝血流，使肝内血流速度明显减缓，降低"热沉效应"，使组织凝固、脱水坏死，也可以通过建立气腹或对周围组织进行游离，避免副损伤。

　　（3）选择或超选择性肝动脉栓塞：通过栓塞供应血管瘤的

动脉来使血管瘤末梢小分支闭塞，抑制其生长，治疗后长期效果不佳，同时对于巨大血管瘤治疗效果较差，主要的并发症为胆管损伤、狭窄、肝脓肿及胆管动脉瘘，复发率较高。总体来讲，其相对风险最低，临床多用于血管瘤的辅助治疗。

（4）肝移植：肝移植治疗肝血管瘤病例报道较少，对于肝巨大血管瘤无法手术切除或肝弥漫性海绵状血管瘤伴有明显的临床症状无其他有效治疗手段时，可选择肝移植。

📋 病例点评

　　腹腔镜肝血管瘤切除能够彻底切除血管瘤，手术出血风险相对较大，需要手术医师术前详细评估血管瘤与肝脏主要血管关系、残余肝脏容积等，同时对外科医师的腹腔镜操作、腹腔镜 B 超、腹腔镜止血等技术具有较高的要求。

（赵晓飞　伏志　林栋栋）

参考文献

[1] 张磊，周琳，马永.微波消融与腹腔镜肝切除术治疗肝血管瘤的临床疗效及对患者肝功能的影响对比 [J].胃肠病学和肝病学杂志，2017，26（1）：78-81.

[2] BAJENARU N，BALABAN V，SĂVULESCU F，et al. Hepatic hemangioma -review[J]. J Med Life，2015，8（Spec Issue）：4-11.

[3] 蔡雄，唐勇，孙释然，等.腹腔镜直视下超声引导结合第一肝门阻断微波消融治疗肝血管瘤的体会（附56例报道）[J].华中科技大学学报（医学版），2018，47（6）：707-710.

[4] 李雪松，夏锋.肝血管瘤的外科治疗 [J].肝胆外科杂志，2018，26（3）：161-163.

病例 3
巨大肝泡型包虫病灶行手术切除并腔静脉重建

病历摘要

【基本信息】

患者，男，56岁，西藏林芝地区人，主因"肝包虫病灶切除术后7年，发现肝占位1年"于2017年11月入我院。7年前在当地医院行肝包虫病灶切除术＋胆囊切除术。术后恢复好，未规律复查，1年前在当地医院行腹部CT检查发现肝占位，患者仅伴有轻微的肝区疼痛，没有发热和黄疸等其他不适症状，当地医院诊断"肝包虫病复发"，为进一步诊治来我院。

流行病学史：患者无肝炎病史。患者职业为兽医，长期居于西藏原籍。

既往史：家族史无特殊。无大量饮酒史。

【体格检查】

身高 170 cm，体重 71 kg，BMI 24.6。生命体征平稳，无明显阳性体征。

【辅助检查】

常规检查：①血常规：WBC 6.37×10^9/L，HGB 147 g/L，PLT 199×10^9/L。②凝血：PTA 92%，PT 11.8 s，APTT 36.2 s，INR 1.05。③肝肾功能：ALT 111.8 U/L，AST 61.1 U/L，TBIL 14.7 μmol/L，ALB 42.8 g/L，Cr 89.7 μmol/L。CTP 评分：5 分，A 级。④术前病毒筛查（乙肝五项，丙肝抗体，梅毒，HIV 抗体）：（－）。⑤肿瘤标志物：AFP 2.7 ng/mL。⑥血型：B（＋），RH（－）。

特殊检查：①肝功能储备：R15 6.3%。②心脏超声：EF 56%。③肝弹性测定：肝硬度值 6.3 kPa。④肺功能：FEV1/FVC 67.53%，MVV 52.46 L/min。⑤腹部 CT：考虑右叶肝包虫病可能，部分向肝外生长。门静脉右支栓子形成，下腔静脉受侵，右侧肾上腺受侵不除外。左叶外侧段囊肿可能，包虫播散灶不除外（图 3-1）。⑥腔静脉造影：下腔静脉肝段狭窄，狭窄程度≥ 75%，脐静脉开放（图 3-2）。

【诊断】

肝包虫病；肝下腔静脉狭窄。

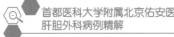
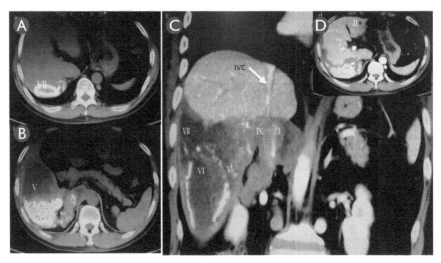

图 3-1　腹部 CT 影像

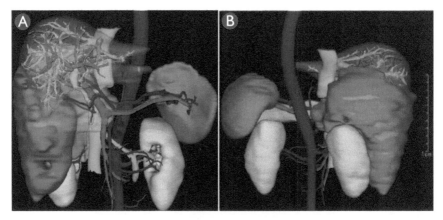

A：腹侧观；B：背侧观。

图 3-2　腹部器官三维重建

【治疗】

①手术方式规划：肝包虫病灶根治性切除术＋异体血管下腔静脉重建术。最终确认了 75% 狭窄的多发巨大肝脏病变。②使用工作站的计算功能和 CT 三维图像后处理作为对照，通过 3D 成像重建计算了总体／残余肝脏体积。对于该患者，体表面积 =1.79 m^2；通过 CT 自带计算软件计算全肝容

积（total liver volume，TLV）=1484.8 cm³ 时，标准肝脏容积（standard liver volume，SLV）= 1266.5 cm³，RLV / SLV = 41.6%。基于影像学资料进行的三维可视化重建技术计算：TLV = 1525.7 cm³，SLV = 1266.5 cm³ 和 RLV / SLV = 54.2%（图 3-3）。由此得出结论，残留的正常肝组织可以耐受肝切除术。

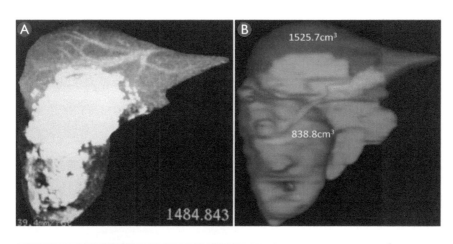

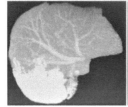 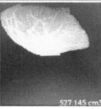

A	B
BSA=1.79 m²	BSA=1.79 m²
TLV=1484.8 cm³	TLV=1525.7 cm³
SLV=1266.5 cm³	SLV=1266.5 cm³
RLV=527.2 cm³	RLV=686.9 cm³
RLV/SLV=41.6%	RLV/SLV=54.2%

图 3-3　残肝容积评估

（1）术前准备：①患者有腹腔手术史，警惕粘连及副损伤。准备血制品（悬浮红细胞 2000 mL，新鲜冰冻血浆 2000 mL）。②术前及术后抗包虫病治疗：于术前 3 天，术后 1 个月口服阿苯达唑，按公斤体重 [20 mg/（kg·d）] 计算用药量为 700 mg，每日 2 次。③为避免包虫病灶切除过程中出现腹腔种植及过敏反应，准备器械超吸刀、双极电凝双套吸引器、高渗盐水、绿

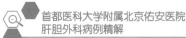

色纱布。④病灶可切除性及残肝评估：根据腹部 CT 及三维重建资料肝包虫病灶侵犯范围广（Ⅰ、Ⅱ、Ⅴ、Ⅵ、Ⅷ、Ⅸ段均累及），不能行标准右半肝切除；残肝容积足够。切除线选择肝中静脉右侧，延伸病灶周围 2 cm 进行切除。⑤术前影像学检查提示肝后下腔静脉重度狭窄达 75%，极有可能进行腔静脉重建，准备同种异体血管。

（2）手术情况：取上腹部 Mercedes 切口，行肝包虫病灶根治性切除＋腔静脉重建＋肝左叶包虫病灶微波消融术，发现包虫病灶占据约 20 cm×15 cm×12 cm，灰白色，部分钙化，质地坚硬，部分为囊性，张力高，与结肠、右肾、右肾上腺、右侧膈肌粘连紧密。同时左外叶可触及直径 2 cm 病灶 2 枚，质地硬，灰白色。肝中静脉右侧拟定为切除线，距离肝包虫病灶 2 cm 进行根治性切除。术中发现病灶侵犯右肾被膜及右侧肾蒂前上方，并向后包绕，跨过下腔静脉延伸至下腔静脉左侧、腹主动右侧，长度约 10 cm，术中评估腔静脉不可能完全保留，向上劈肝，充分解剖并游离了腔静脉血管：上至肝中及左肝静脉开口以下，下至肾静脉开口以上，病灶连同受侵腔静脉一并切除（图 3-4，图 3-5）。重建选用同种异体腹主动脉，直径约为 2 cm，长度 10 cm（图 3-6）。予以 4-0 prolene 线连续外翻缝合，在血管重建结束前在血管腔内局部注射肝素盐水。腔静脉重建过程中出现两次气栓，第一次考虑为近心端腔静脉阻断钳放松所致，第二次为正在应用氩气喷肝断面所致。均表现为血压低，心率快（ABP 36/30 mmHg，HR 142 次 / 分），经积极抢救后生命体征恢复平稳。肝左叶包虫病灶行微波消融术。手术时间 11 小时 7 分钟。出血量 3500 mL，输血浆 1200 mL，红细胞 20 U。

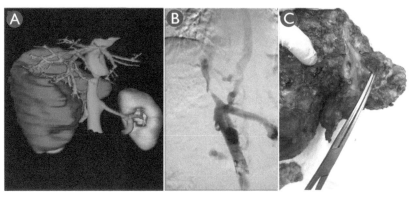

A：器官三维重建；B：腔静脉造影；C：术后标本。

图 3-4　腔静脉狭窄对比

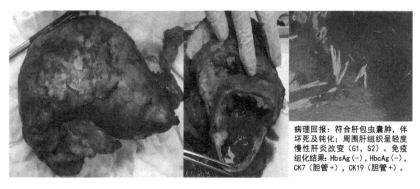

病理回报：符合肝包虫囊肿，伴坏死及钝化；周围肝组织呈轻度慢性肝炎改变（G1，S2）。免疫组化结果：HbsAg（-），HbcAg（-），CK7（胆管+），CK19（胆管+）。

图 3-5　术后大体标本及病理回报

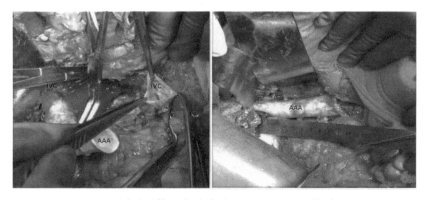

AAA：同种异体腹主动脉移植；IVC：下腔静脉。

图 3-6　下腔静脉成形术

笔记

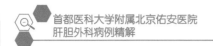
（3）术后处理：术后转入外科监护室，术后第 4 天脱机拔管，术后第 5 天开始进流食，转普通病房。术后第 11 天出现咳嗽、发热、腹痛。辅助检查：胸片提示肺炎。诊断：腹腔感染，肺炎（双下肺）。升级抗感染方案为亚胺培南西司他丁钠 0.5 g（每 8 小时 1 次）。术后第 14 天症状未完全缓解。复查腹部 CT 提示"腹腔感染，肾周感染，胸腔积液"。术后第 15 天调整抗感染方案加用万古霉素 1 g（每 12 小时 1 次），咳嗽、发热、腹痛缓解。术后第 27 天患者痊愈出院。

复查结果如下。肝血流超声：肝后段下腔静脉血流通畅，门静脉、肝动脉及肝静脉血流动力学参数正常。腹部 CT：病灶切除完全，血管通畅。

病例分析

肝包虫病由细粒棘球绦虫和多房棘球绦虫的幼虫引起，是重要的人兽共患寄生虫病，野犬、狐、狼、獾和猫等为终末宿主。在出现临床症状前，潜伏期通常在 10 ～ 15 年，患者的平均年龄为 54 岁。肝包虫病可分为囊型包虫病和泡型包虫病两种类型。肝泡型包虫病病灶呈浸润性生长，致病机制包括：①直接侵蚀；②机械压迫；③毒性损伤。肝包虫病感染后不一定会发病死亡，但有 70% 泡型包虫病患者在 5 年内死亡，10 年内死亡率则高达 94%，故有"虫癌"之称。本例患者入院发现肝功能轻度异常升高，予以保肝药物治疗后术前肝功能可恢复至正常。该病呈全球性分布，多为散发，主要流行于畜牧地区。由于在我国该病主要流行于新疆、宁夏、甘肃、青海和四川等经济欠发达的牧区，当地人民因病致贫、致残较多见，肝包虫病治疗符合国家精准扶贫的倡议。影像学对肝包虫病的诊断可靠而直观。近年来，多层血管 CT 重建技术、磁共振水成像技术、超声血管造影技术逐渐应用于肝包虫病的诊断。

目前肝泡型包虫病的治疗选择有限，泡型棘球蚴病的精确诊断和多模式综合治疗是患者能够长期生存的根本。目前只有两种有效药物（阿苯达唑和甲苯咪唑）可以明显延长患者生存时间，但需要终身服用来抑制不能从根治性手术中获益的泡型棘球蚴感染患者的寄生虫生长。手术主要用于早期治疗，当病变与未受影响的组织有安全边距（＞ 2 cm），且没有远处转移时才可以考虑完全切除，术前 3 天及术后仍需继续口服阿苯达唑治疗。现代影像技术的发展为精准肝切除提供了强大的技术支撑，包括术前腔静脉、门静脉、肝动脉、肝静脉及胆道情况的综合评估，拟切除与术后残留肝的体积测定等一系列术前评估都为精准肝切除奠定了扎实的基础。本例肝包虫病患者术前评估发现肝包虫病灶侵犯范围广，残余的正常肝脏组织少，侵犯腔静脉，病情复杂严重，术前细致准备至关重要。术前即围绕着病灶是否可切除，残肝是否够用，切除线的选择，下腔静脉处理方式等问题进行评估和准备。晚期病例手术只能是姑息性手术或肝移植手术。

本病例技术难点及重点如下。首先，我们认为根治性肝切除肝泡型包虫病灶是临床最为理想的治疗手段，这主要是由肝泡型包虫病类肿瘤的生物学特性决定的，肝泡型包虫病活性部分是病灶的边缘地区，这是真需要切除根治的活性范围。我们团队虽术前按肝移植标准予以备血，但出血量及用血量仍超过术前预期。我们分析主要有两个原因：①病灶侵犯范围广，需要切除的组织涉及肝段范围大，不能行标准右半肝切除术，

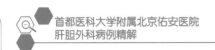

虽手术中预置第一肝门阻断带，但病肝切除线并非沿标准肝段或肝叶走行，创面大且渗血广泛；②既往腹腔部手术史加之病灶与腹膜、大网膜、结肠肝区、膈肌、右肾包膜粘连重，出血量大，虽精细分离仍有膈肌及结肠肝区浆膜层受损，予以同期修补。

其次，血管重建方式和替代血管的选择是影响手术安全及患者预后的重要因素。治疗肝包虫病灶引起下腔静脉受侵的文献曾有所报道，主要分为病灶与腔静脉剥离、下腔静脉直接结扎、腔静脉重建。该患者肝后下腔静脉被包虫病灶包绕，达腹主动脉右侧边缘，受侵严重，狭窄段长约 5 cm，最狭窄部分直径不足 0.5 cm，不具有紧贴血管进行剥离的可能性。腔静脉造影提示腔静脉狭窄同时有脐静脉开放。对于此患者下腔静脉直接结扎或腔静脉重建都是可以选择的处理方式。我们采用了后者主要基于以下考虑：虽然有脐静脉开放，可以于狭窄远心端与脐静脉间结扎血管，但术后腹腔积液反复出现是此术式常见的并发症，当地经济及卫生条件不足，反复治疗会增加患者负担。近来许多学者提出了联合血管切除进行血管重建的策略，提高了手术的切除率和疗效，同时腔静脉重建符合生理状态，可减少因此就医的负担。对于替代血管选择的问题，常见的是采用人工血管、自体血管和异体血管。人工血管价格昂贵，吻合口处血流动力学改变，易发生内膜增生及血小板聚集，形成血栓，故术后需要长期抗凝，且应用抗凝治疗易引起致命性大出血，危险性高，故其作为血管移植物，尚不能让人满意。而我中心开展肝移植的同时采用与其内径相近的 DCD 供体的腹主动脉替代受侵腔静脉，术中采用连续外翻缝合法，克服了人工血管的不足，也为已有血管侵犯的肿瘤患者提供了血管重建移植物的选择，使肿瘤扩大根治切除成为可能。

再次，预防腔静脉重建期间气栓形成关系到手术成败。术中麻醉应适当应用血管活性药物，改善腔静脉阻断和开放过程中的血流动力学变化。氩等离子凝固系统是肝胆外科常用的手术器具，氩等离子凝固使用原理为高电压激发氩气通过氩等离子束形成回路，具有大范围的表面凝血，电凝深度可控（3 mm），是相对安全的电凝，广泛用于肝脏肿瘤切除。通过该病例再次提醒我们使用氩等离子电弧电凝时，电极需保持适当距离以保证氩气的有效电离，而勿将启动的电极紧靠器官壁，以免导致气栓或器官损伤。

患者近期随访血流超声及腹部 CT 提示重建血管通畅，需进一步随访积累相关经验。

📋 病例点评

三维可视化重建技术是精准医学的一部分，具有多角度、多参数、高清晰度等优点，解剖结构的显示更为精确，术前可准确评估病灶特点，有助于术者对手术进行精细规划，尽量减少正常组织切除及病灶残留。

同种异体主动脉血管应用下腔静脉重建是该病例的另一亮点，同种异体血管由于与宿主具有相同的组织结构和功能，管径匹配，远期通畅率高。同时伴随着深低温保存技术的日趋成熟，可以扩展同种异体血管应用的范围，是今后血管替代品的主要潜在来源。在手术设计上选择重建而不是结扎腔静脉，应用同种异体血管而不是人工血管，都体现了包虫病的个体化治疗策略。

本例患者术中两次气栓的发现及抢救均在腔静脉重建期间，这提示我们虽然施行合并血管切除、重建的肝脏病灶扩大根治术可提高切除率，但其对于血管外科技术及麻醉的要求较高，建议谨慎使用；氩气操作过程中引起的气栓需要临床予以足够的重视。

（王铁征　伏志　林栋栋）

参考文献

[1] YOSJIDA T，KAMIYAMA T，OKADA T，et al. Alveolar echinococcosis of the liver in children[J]. Journal of Hepato-Biliary-pancreatic Sciences，2010，17（2）：152-157.

[2] MIGUET J P，BRESSON-HADNI S. Alveolar echinococcosis of the liver[J]. Journal of Hepatology，1989，8（3）：373-379.

[3] TRESKA V，KOLAROVA L，MIRKA H，et al. Alveolar echinococcosis-a rare disease with differential diagnostic problems[J]. Rozhl Chir，2017，95（6）：240-244.

[4] BRUNETTI E，KERN P，VUITTON D A. Expert consensus for the diagnosis and treatment of cystic and alveolar echinococcosis in humans[J]. Acta Tropica，2010，114（1）：1-16.

[5] 温浩. 肝包虫病的外科手术及药物治疗进展 [J]. 中国动物保健，2017，19（7）：29-32.

[6] LEO F，RAPISARDA F，STEFANO P L，et al. Cavo-atrial thrombectomy combined with left hemi-hepatectomy for vascular invasion from hepatocellular carcinoma on diseased liver under hypothermic cardio-circulatory arrest[J]. Interactive Cardiovascular and Thoracic Surgery，2010，10（3）：473-475.

[7] MULLER-SCHWEINITZER E. Cryopreservation of vascular tissues[J]. Organogenesis，2009，5（3）：97-104.

[8] TAKEMURA N，SUGAWARA Y，HASHIMOTO T，et al. New hepatic vein reconstruction in left liver graft[J]. Liver Transplantation，2005，11（3）：356-360.

病例 4
脾切除 + 门奇静脉断流术

病历摘要

【基本信息】

患者，女，54 岁，主诉"乙肝肝硬化病史 2 年余，间断黑便 1 月余"。患者于 2 年前自觉消化不良，就诊于当地医院完善检查，明确诊断为"乙肝肝硬化"，给予恩替卡韦规律抗病毒治疗。1 个月前间断出现黑便，并出现贫血症状，就诊于当地医院，诊断为"上消化道出血"，给予止血等对症治疗好转后出院。为求进一步治疗来我院就诊，门诊以"肝炎肝硬化"收入院。患者自发病以来，饮食及睡眠欠佳，偶有黑便，小便正常，体重较前无明显变化。

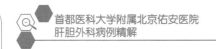

既往史：无高血压、糖尿病史，无心脑血管疾病史，无手术外伤史。

【体格检查】

神志清，精神弱，贫血貌，心肺（－），腹平坦，未见胃肠型及蠕动波，未见皮下浅静脉曲张，全腹软，无压痛、反跳痛，肝肋下未触及，叩痛（－）；脾肋下 4 cm，质韧，叩痛（－），移动性浊音（－），肠鸣音 3 次 / 分，Murphy 征（－），双下肢无水肿。

【辅助检查】

常规检查：①血常规：WBC 1.67×10^9/L，RBC 3.83×10^{12}/L，HGB 108 g/L，PLT 7×10^9/L。②凝血：PT 12.5 s，PTA 84%，INR 1.12，APTT 26.5 s。③肝功能：ALT 24.5 U/L，AST 37.4 U/L，TBIL 10 μmol/L，DBIL 3.3 μmol/L，白蛋白 40.6 g/L。④血生化：肌酐 53.9 μmol/L，钾 3.54 mmol/L，钠 143.8 mmol/L，氯 107.3 mmol/L。

影像学检查：① 腹部超声：肝硬化，脾大，门静脉、脾静脉增宽，胆囊结石。② 腹部 CT：肝表面欠光整，各叶比例轻度失调，肝裂增宽；平扫肝实质密度均匀，CT 值约 69 HU，增强扫描肝实质内未见明显异常强化灶；肝内外门脉显影良好，门静脉主干直径约 14 mm，食管下段及周围、胃底周围可见迂曲扩张的血管影，副脐静脉开放；脾脏增大，密度均匀，脾静脉直径约 12 mm（图 4-1）；胆囊壁稍增厚毛糙，囊内可见点状阳性结石影。CT 诊断：肝硬化，脾大，侧支循环形成，胆囊炎，胆囊结石。③ 电子胃镜检查：食管全程四壁有蓝色静脉隆起，呈串珠状，直径约 1.0 cm，红色征阳性（图 4-2），齿状线欠清晰，胃底小弯见曲张静脉，胃体黏膜呈蛇皮样改变，胃窦黏膜普遍红白相间，以红为主，幽门口圆，十二指肠球部及降部黏膜未见异常。检查结论：食管静脉曲张（重度），胃静脉曲张（GOV1 型），门脉高压性胃病伴糜烂。

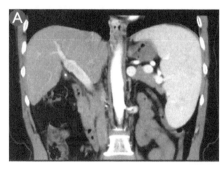
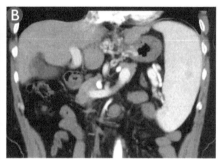

图 4-1 肿大的脾脏及食管周围曲张静脉

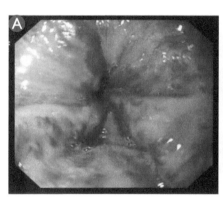
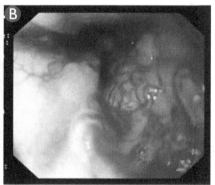

图 4-2 内镜下食管周围曲张静脉，红色征阳性

【诊断】

肝炎肝硬化；脾大；胆囊炎，胆囊结石；食管静脉曲张（重度）；胃静脉曲张（GOV1 型）。

【治疗】

患者入院后给予保肝、抑酸、保护胃黏膜、抗病毒等对症治疗。排除手术禁忌证后全麻下行脾切除 + 门奇静脉断流 + 肝活检术。气管插管全身麻醉后，取腹壁左侧肋缘下切口，进腹探查可见肝脏呈结节性肝硬化表现，脾脏明显淤血肿大，胃网膜及食管下端血管曲张。穿刺胃网膜静脉测压为 37 cmH$_2$O，完成脾切除后测压为 24 cmH$_2$O，完成贲门周围血管离断术后再次测压为 27 cmH$_2$O。手术顺利，术后恢复良好，于术后第 8 天切口拆线康复出院。

病例分析

脾功能亢进是最常见的脾脏疾病，临床表现为一系或多系血细胞减少，脾切除术后症状多数能缓解。脾功能亢进（简称脾亢）分为原发性和继发性，原发性脾亢多见于血液系统疾病，继发性脾亢最常见的原因为门静脉高压症所致脾脏淤血。部分罕见病例如感染性疾病、代谢性疾病也可致脾亢。我院所见脾亢患者绝大部分为肝硬化门静脉高压症导致脾脏淤血，以继发性脾亢为主。术前需完善腹部影像学血管成像，明确有无门静脉血栓及胰源性门静脉高压症等。我国上消化道出血最主要的病因为肝硬化门静脉高压症所致食管胃底静脉曲张破裂出血，确诊一般以消化道内镜结合腹部影像学血管成像为主。我院就诊患者多数已在当地医院行多次内镜下治疗：如硬化剂注射及曲张静脉套扎，多数患者病史及诊疗史明确。

肝硬化门静脉高压症患者所致淤血性脾肿大，除了肝移植或分流手术外无较好的治疗方法。但肝移植手术费用高昂、供体珍贵，且在我国由于条件所限尚无法大规模开展。门体分流手术因容易导致术后肝性脑病等并发症，有局限性，也无法大规模开展。对肝硬化门静脉高压症患者的治疗以脾切除＋门奇静脉断流术为主，符合我国患者多、总体经济条件差、医疗条件差的情况。目前有研究表明，脾功能亢进不仅影响了门静脉、脾静脉等血管的血流动力学，加速了肝硬化进展，还促进了肝卵圆细胞恶性转化，提高了肝细胞癌发病率。这也说明了脾切除术不仅能改善患者脾功能亢进的症状，尚能改善门静脉系统血流动力学，改善肝脏功能，达到改善患者预后的治疗效果。目前国内的诊疗技术，除常规脾切除术外，尚有脾动脉栓塞、脾脏部分切除、脾脏射频消融、脾脏放射治疗、脾脏酒精注射等，但都有其局限性，如脾亢复发率高、脾脏周围局部炎症重影响下一步治疗等。综上所述，目前临床上仍以脾脏全切除术为主要疗法。

📋 病例点评

脾功能亢进是最常见的脾脏疾病，表现为脾脏破坏血细胞增多，治疗首先要明确病因学诊断，根据患者病情特点，联合肝移植、肝病内科、消化内镜、介入等专科医师会诊，选择最适合患者的治疗方案。首选治疗原发病改善脾亢，如内科治疗效果欠佳或不能选择肝移植术，脾切除术为最佳治疗方法。对于有食管静脉曲张出血史的患者，选择性贲门周围血管离断术联合脾切除术因其可以尽可能保留食管旁静脉及胃冠状静脉等自发性门腔分流体系，仅离断其进入食管下段的穿支静脉，被认为是治疗门静脉高压症的理想术式。这种术式既能适当降低门静脉压力，又能尽量避免胃壁充血、水肿，甚至胃瘫的发生，达到防治因门静脉高压引起的上消化道出血的目的。但并不是所有患者都适合选择性断流，应联合影像科医生评估术前CTA 三维血管重建，根据术中探查情况，若发现食管旁静脉主

笔记

干直接进入腹腔段食管，还是应该离断。若食管贲门区静脉已形成静脉丛或静脉团，辨认不清血管走行，应离断胃冠状静脉起始部，以降低术后再次出血风险。有研究表明，脾切除＋门奇静脉断流术术后最常见的并发症为门静脉血栓形成，这与门静脉血流动力学改变、术后血小板数值快速升高有关。该患者术后第 1 天即开始规律应用抗凝药物。根据血小板数值加用抑制血小板凝集药物为降低门静脉血栓形成的主要治疗手段。

（马超　张振　王孟龙）

参考文献

[1] LV X，YANG F，GUO X，et al. Hypersplenism is correlated with increased risk of hepatocellular carcinoma in patients with post-hepatitis cirrhosis[J]. Tumour Biol，2016，37（7）：8889-8900.

[2] 中华医学会肝病学分会，中华医学会消化病学分会，中华医学会内镜学分会. 肝硬化门静脉高压试管胃静脉曲张出血的防治指南 [J]. 临床肝胆病杂志，2015，32（2）：203-219.

[3] ZOCCO M A，DI STASIO E，DE CRISTOFARO R，et al. Thrombotic risk factors in patients with liver cirrhosis：correlation with MELD scoring system and portal vein thrombosis development[J]. Hepatol，2009，51（4）：682-689.

[4] 韩建波，易永祥，丁海，等. 门静脉高压症脾切断流术后门静脉血栓的术前相关危险因素分析 [J]. 中华肝脏病杂志，2014，22（10）：739-743.

[5] 李照，高鹏骥，高杰，等. 肝移植治疗肝硬化门静脉高压症的临床疗效 [J]. 中华消化外科杂志，2014，13（9）：683-686.

[6] 徐继威，张耀明，宋越，等. 完全腹腔镜下脾切除联合贲门周围血管离断术治疗门脉高压症 [J]. 中国微创外科杂志，2015，（7）：601-603.

笔记

病例 5
肝血管肉瘤致肝衰竭
行肝移植术

📋 病历摘要

【基本信息】

患者，男，58 岁，因"腹胀、尿黄、纳差 1 个月，双下肢水肿 3 周"于 2016 年 7 月 29 日入我院。患者来我院前 20 天在外院就诊，CT 提示：肝弥漫性病变，小静脉闭塞？下腔静脉肝内段狭窄，腹腔积液，右侧胸腔积液，右脊柱旁占位，神经源性可能。肝血管超声：门静脉血流方向反向，肝静脉变细，下腔静脉血流通畅，考虑肝窦阻塞综合征。入院 4 天胆红素逐渐升高，经治疗无明显好转，考虑肝功能衰竭，转我院内科治疗，给予保肝、退黄、抗感染等治疗，肝功能继续恶化，

笔记

29

并出现腹腔积液感染、间断穿刺放腹腔积液，胆红素持续升
高，凝血功能 PTA 逐渐下降，血氨升高。

【体格检查】

精神差，皮肤、巩膜重度黄染，双肺未闻及干、湿性啰
音，右下肺呼吸音低，腹饱满，无压痛及反跳痛，肝、脾肋下
未触及，移动性浊音（＋），双下肢轻度水肿。

【辅助检查】

WBC 15.63×10^9/L，HGB 125 g/L，PLT 43×10^9/L，血氨
118 µg/dL，ALT 265.1 U/L，TBIL 598.3 µmol/L，ALB 35.9 g/L，
γ-GT 247.4 U/L，PTA 30%，INR 2.54。

MRI 显示肝脏多发团片状混杂信号灶（T_2WI 及压脂序列
肝实质见弥漫性分布的团片状高低混杂信号灶；增强扫描肝实
质内广泛病变动脉期可见明显不均匀强化；静脉期及平衡期呈
渐进性强化），考虑诊断肝血管瘤病可能（图 5-1）。

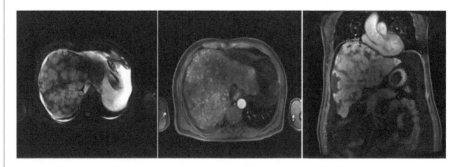

图 5-1 影像学检查

【诊断】

肝功能衰竭，肝下静脉闭塞病；腹腔感染，腹腔穿刺引流
术后；右侧胸腔积液；脊柱旁占位；高血压，2 级，高危。

【治疗】

患者入院经保肝支持治疗，肝功能无好转，CPT 评分 12 分 C 级，Meld 评分 28 分。诊断为肝功能衰竭，于 8 月 4 日急诊行肝移植术，术中见肝脏明显增大，边缘钝，表面凹凸不平，质地不均匀，肝脏弥漫分布质软肿瘤。术后转氨酶胆红素逐渐降至正常，术后 3 周出院，ALT 90.4 U/L，TBIL 34.8 μmol/L，ALB 44.6 g/L，γ-GT 83.9 U/L，PTA 89%，INR 1.08。FK 506 血药浓度 5 ng/mL。

术后病理：肝组织大部分被肿物占据，切面灰绿色兼灰褐色，质软，部分区域出血、质糟脆。病理诊断：血管肉瘤，弥漫性累及全肝。免疫组化：CK7（肝细胞＋），CK19（－），CD31（＋），CD34（＋），AE1/AE3（－），Vimentin（＋），Ki-67（阳性指数约 80%），Fli-1（＋），D2-40（－）。诊断为肝血管肉瘤。标本图片见图 5-2。

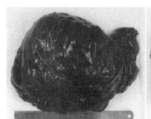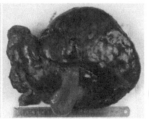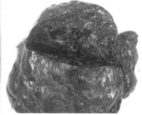

图 5-2　标本图片

10 月 12 日复查 CT 提示：① 肝移植术后改变，肝内及脾脏多发转移可能性大，右侧腹膜及腹腔内多发转移可能；② 右侧膈肌后方椎旁占位出血可能。分别于 10 月 12 日及 10 月 25 日应用吉西他滨 1.6 g 化疗，化疗后出现骨髓抑制、贫血、肺部感染及真菌感染。一度出现呼吸衰竭，经抗真菌、抗感染等治疗后逐渐好转，未继续化疗。术后 5 个月来我院复诊：WBC 7.07×10^9/L，HGB 63 g/L，PLT 131×10^9/L，ALT 15.6 U/L，TBIL 15.3 μmol/L，ALB 43.5 g/L，γ-GT 78.9 U/L，CR 186.1 μmol/L，PTA 100%，INR 1.00，西罗莫司血药浓度 1.6 ng/mL。

12 月 27 日 CT 提示：① 肝移植术后改变，肝脏、双肾上腺、腹腔淋巴结、腹膜多发转移，双下肺转移；② 右侧膈肌后方椎旁占位。

待肝功能正常后返回当地治疗，2017 年 2 月死于脑血管疾病。

病例分析

原发性肝血管肉瘤（primary hepatic angiosarcoma，PHA），又称肝脏血管内皮肉瘤、库普弗细胞肉瘤、恶性血管内皮瘤等，是一种临床少见、诊断困难、病情发展快和预后差的肝间质恶性肿瘤，占原发肝脏肿瘤的 0.4% ～ 2%。通常认为致病因素包括：① 二氧化钍；② 氯乙烯；③ 无机砷接触史；④ 使用雄激素合成的类固醇。本患者无明确的接触史，起病原因不明确。

根据文献报道，肝血管肉瘤导致肝功能异常多见，但急性肝功能衰竭非常少见。其不典型的临床表现：大部分患者出现肝相关症状（如肝大、腹痛、腹腔积液、黄疸等）；不具备特异性的肿瘤标志物等实验室检查及影像学表现。肝活检是诊断肝血管肉瘤的金标准，但肝血管肉瘤患者往往存在大量腹腔积液，同时血小板减少、凝血功能障碍，使经皮肝活检出现腹腔内出血的风险大大增加，甚至发生肝破裂等严重并发症。有文献报道约 16% 患者肝穿刺活组织检查后可发生腹腔出血，因此不主张肝活组织检查，这又给临床诊断增加了难度。

　　该病需要与肝血管瘤、肝细胞癌及肝转移癌相鉴别。① 肝血管瘤：PHA 肿瘤细胞沿原有的血管腔隙生长，肿瘤细胞在肝窦内生长，使肝细胞和肝板破坏，最终形成大小不等的管腔，因而肝脏血管肉瘤常会形成多个肝内血管腔，且血管腔呈多种形态，位于肝血管肉瘤的不同位置，早期行影像增强检查，对比剂迅速进入血管肉瘤的血管腔内，这是肝脏血管肉瘤区别于肝脏血管瘤的主要表现，也是非周边强化的病理基础。② 肝细胞癌：PHA 患者无肝炎和肝硬化病史，甲胎蛋白肿瘤标志物常为阴性，而肝癌患者 CT 常有"快进快出"的特点，且不会随着时间延长表现出充填趋势。③ 肝转移癌：一般有肝外原发病灶，常为多发、肝内散在，增强 CT 表现为典型的"牛眼征"。根据文献 PHA 具有特异性超声造影表现：动脉期、静脉期及延迟期肿物周边增强，但中心持续无增强，即中心区坏死可以用于鉴别诊断。

　　典型的 PHA 肿瘤切面呈暗红色，蜂窝状，镜下见肿瘤细胞异型性明显，易见核分裂象及病理性核分裂象。瘤细胞可排列呈海绵状血管腔样结构，部分形成乳头状、窦隙状及实性结构。免疫组化 CD34、CD31、Ⅷ因子和波形蛋白（Vimentin）等指标对诊断和鉴别诊断肝血管肉瘤有意义。研究显示，CD31 特异性较好，而 CD34 敏感性较高。本例患者在细胞学形态及免疫组化方面均有典型表现。

　　治疗方面，PHA 恶性度极高，中位生存时间小于 6 个月，9% 首发即远处转移，最常见的转移部位是肺，其次是脾、骨骼，主要转移方式为经血液转移，手术机会小于 20%，且对放化疗敏感性不高，因此缺乏有效的治疗手段，目前仍然建议在没有发生转移的情况下，采用手术切除的方式。国内许多中心都认为针对 PHA 外科手术是决定性的治疗手段，术后辅助化疗有助于改善预后。

病例点评

原发性肝血管肉瘤，是一种临床少见、诊断困难、病情发展快和预后差的肝间质恶性肿瘤。通常 PHA 肝移植术后无瘤生存时间只有 6 个月，欧洲肝脏移植登记中心数据表明，20 例接受移植的肝脏血管肉瘤患者中位生存期仅为 7 个月。仅有 3% 患者生存时间超过 2 年。因此，大部分移植中心认为 PHA 是肝移植的禁忌证。本例患者术前有明显的胆红素升高、腹腔积液、血氨升高表现，因肝功能衰竭来我院行肝移植术，术前临床、实验室检查及影像学检查并未能明确肝功能衰竭为 PHA 所致，术中大体标本及术后病理明确诊断为肝血管肉瘤，术后复习术前 MRI 可见肝脏呈不规则斑片状强化、不典型的渐进性非周边强化，但并不同于肝静脉闭塞所致的围绕肝静脉的斑片状强化，或肝血管瘤的渐进性周边强化，而术前肝血管超声显示的肝静脉变细，则可能是由于肿瘤压迫肝静脉所致。因此，我们认为术前诊断为肝功能衰竭的患者，如影像学有上述表现者，应考虑到 PHA 的可能，如不能术前行肝穿刺活检，术中探查时应取部分肿瘤组织冰冻检查，以除外 PHA。

患者术后 2 个月复查 CT 可见转移复发（肝内、脾脏继而发展到腹腔及双下肺），应用健择化疗 2 个疗程，因发生骨髓移植、感染而未能坚持化疗，存活 6 个月，并且最终并未死于肿瘤转移或者肝脏相关疾病，而死于脑血管意外，这种情况表示肝移植手术是一种抢救肝功能衰竭及延长患者生命的有效方法，遗憾的是，患者在化疗期间发生骨髓抑制，否则辅以化疗及靶向治疗可能延长患者的生存时间。

（杨光　伏志　林栋栋）

参考文献

[1] MANI H，VAN THIEL D H. Mesenchymal tumors of the liver[J]. Clin Liver Dis，2001，5（1）：219-257.

[2] BHATI C S，BHATT A N，STARKEY G，et al. Acute liver failure due to primary angiosarcoma：A case report and review of literature[J]. World J Surg Oncol，2008，6：104.

[3] TIMARAN C H，GRANDAS O H，BELL J L，et al. Hepatic angiosarcoma：long-term survival after complete surgical removal[J]. Am Surg，2000，66（12）：1153-1157.

[4] KOYAMA T，FLETCHER J G，JOHNSON C D，et al. Primary hepatic angiosarcoma：findings at CT and MR imaging[J]. Radiology，2002，222（3）：667-673.

[5] 赵德利，张金玲，姜慧杰，等 . 动态增强 CT 在鉴别诊断肝脏血管肉瘤和血管瘤中的价值 [J]. 放射学实践，2016，31（8）：764-767.

[6] 孙厚坦，赵威武，滕红 . 超声诊断原发性肝血管内皮肉瘤一例 [J]. 中国医学影像技术，2012，28（11）：2040.

[7] YIN D Z，ZHENG Q C，YUAN Y N，et al. Hepatic angiosarcoma：an analysis of 7 cases[J]. The Chinese-German Journal of Clinical Oncology，2011，10（8）：484-486.

[8] HUSTED T L，NEFF G，THOMAS M J，et al. Liver transplantation for primary or metastatic sarcoma to the liver[J]. Am J Transplant，2006，6（2）：392-397.

[9] LERUT J P，WEBER M，ORLANDO G，et al. Vascular and rare liver tumors：a good indication for liver transplantation?[J]. J Hepatol，2007，47（4）：466-475.

病例 6
肝上皮样血管内皮瘤行肝肿瘤切除术

病历摘要

【基本信息】

患者，女，40岁，主诉"腹胀1年，加重伴发现肝脏占位1个月"。入院前1年，患者无明显诱因出现腹胀，未到医院诊治，入院前1个月体检时发现肝脏占位，在当地医院（包头市某医院）行腹部增强CT检查，结果为肝内多发性占位性病变，考虑转移瘤，诊断为肝转移癌，并行肝动脉栓塞化疗1次，患者为进一步治疗来我院就诊，门诊以"肝占位性病变"收入院。

【体格检查】

皮肤、巩膜无黄染，腹部平坦，未见胃肠型，全腹软，肝、脾肋下未触及，Murphy 征（−），全腹无压痛及反跳痛，肝区叩击痛（−），移动性浊音（−），双下肢无水肿。

【辅助检查】

血常规：WBC 7.67×10^9/L，HGB 112.0 g/L，PLT 172.0×10^9/L。凝血：HSPT% 107.3%。血生化：ALT 21.4 U/L，AST 22.1 U/L，TBIL 4.9 μmol/L，ALB 47.4 g/L。肿瘤标志物：AFP 1.27 ng/mL，CEA 1.58 ng/mL，CA19-9 5.05 U/mL，CA15-3 6.71 U/mL。肝包虫抗体检查（−）。

外院增强 CT 显示：肝脏多发低密度病灶，较大病灶有 4 个，最大的直径约 4 cm，强化时未见明显强化，静脉期呈低密度表现。PET-CT 检查：① 肝内多发低密度结节部分伴碘油沉积，葡萄糖代谢增高，考虑为肝恶性肿瘤介入治疗后大量肿瘤残余；② 右上肺多发小结节影，无葡萄糖代谢增高，不除外转移瘤，建议复查。

【诊断】

肝脏原发的恶性肿瘤可能性大；肝上皮样血管内皮瘤。

【治疗】

曾建议患者行肝移植，但因经济原因未能实行。经过术前评估后选择开腹探查＋肝脏肿瘤切除＋术中射频消融治疗。术中探查肝脏质地软，各叶大小比例正常，色鲜红，边缘锐利。肝脏可触及多个质硬、色灰白、边界清楚的肿瘤：位于肝脏 S8 段 1 个，大小约 4 cm；肝脏 S6 段 1 个，大小约 4 cm；肝脏 S5 段 3 个，大小分别为 3 cm、2 cm、2 cm；肝脏 S4 段 1 个，大小约 2 cm；肝左外叶 3 个，大小均为 0.5 cm。手术方式为肝脏 S6 段肿瘤切除，其余肿瘤均行射频消融治疗。

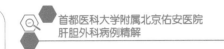

　　患者手术后恢复较顺利，术后有发热、右侧胸腔积液，经过对症治疗好转，术后 2 周出院。

　　术后 1 年随访：胸部 CT 示右肺小结节，较前无显著变化；腹部增强 CT 提示肝右叶新发灶不除外，未处理，继续观察。

　　术后 2 年随访：胸部 CT 示右上肺小结节，考虑陈旧性病变可能，请随诊。腹部 CT 提示肝右叶后段病灶较前略增大，大小约 13 mm×10 mm×10 mm（原 9 mm×9 mm×7 mm），建议行 MRI 检查。建议患者行 B 超引导下肝穿射频治疗，患者要求继续观察。

　　术后 3 年随访：腹部 CT 提示肝右叶残余病灶较前无明显增大，但边界不清且毗邻门静脉右后支。在局麻＋强化下行肝脏肿瘤射频消融术，过程顺利，术后恢复良好。

　　术后 4 年随访：胸部 CT 示右上肺小结节，考虑陈旧性病变可能性大。腹部 CT 提示未见明显新发及复发灶。

　　术后 5 年随访：腹部 CT 提示肝右叶前上段新发病灶不除外，予以继续观察。

　　术后 7 年随访：腹部 CT 提示肝内低密度灶较前（2016-9-20）无显著变化，建议随诊复查，继续临床观察。

📋 病例分析

　　肝上皮样血管内皮瘤是一种罕见的低度恶性肝脏血管源性肿瘤，肿瘤生长缓慢，预后不一，其恶性程度介于良性血管瘤和恶性血管肉瘤之间。该病好发于中年女性。临床表现不典型，早期无明显症状，疾病进展可出现上腹痛、食欲缺乏、恶心、呕吐、体重减轻等症状，20% 患者可有黄疸，偶有患者出现类似布－加综合征的症状。本例患者即是以腹胀为最初症状，但症状程度较轻，未予重视，直到体检时发现肝脏占位。该病诊断较困难，实验室检查早期肝功能正常，无特异性肿瘤标志物升高的表现。影像学检查可见肝脏内多发类圆形结节肿块，多分布于肝脏隔断周边肝包膜下区域，随疾病发展结节可逐渐融合成为弥漫性病灶，其影像学表现与肝脏转移瘤易发生混淆。临床上还应与周围型胆管细胞癌、肝血管肉瘤等疾病相鉴别。通常只有依靠病理才能明确诊断。该病预后难以预料，发病后未经治疗也能长期存活，可能与自身免疫因素有关。Ishak 曾报道 9 例未经治疗病例，平均存活可达 9.8 年。

📋 病例点评

上皮样血管内皮瘤（epithelioid hemangioendothelioma，EHE）于 1982 年最早由 Weiss 和 Enzinger 描述并命名，被认为是中间性血管肿瘤，好发于软组织、肺、骨、脑、小肠等部位，原发肝脏较为罕见。1984 年由 Ishak 首先报道了肝上皮样血管内皮瘤。WHO（2002 年）软组织肿瘤分类中将其列入恶性血管肿瘤。该病发病机制至今尚不清楚，危险因素可能包括工作环境污染、病毒性肝炎、酗酒和原发性胆汁性肝硬化等。肝上皮样血管内皮瘤大多数是多发病灶，诊断时多数患者已无手术机会，介入及放化疗成为主要治疗方法。因其恶性程度低，行肝脏移植术可获良好效果，有学者认为肝移植术是该病唯一可治愈方法，但肝移植手术费用及风险较高，多数患者难以承担。手术仍是最佳治疗方法，该病例患者诊断时病灶虽为多发，但肿瘤体积不大，且肝功能正常，能够承受肝脏切除手术。经术前评估后选择肝脏肿瘤切除＋射频消融手术，可去除或毁损所有肝内可见病灶。术后随访时通过消融治疗处理肝内新发病灶，获得了良好效果。因此，笔者认为对确诊此病的患者，在肿瘤负荷不高的情况下，可尽量选择手术切除或消融的方式处理病灶；对于残余或新发的小病灶可再次行消融治疗，或可使患者最大受益。

（高大明　伏志　林栋栋）

病例 7
胰体尾癌根治术

病历摘要

【基本信息】

患者，男，61 岁，主因"体检发现 CA19-9 异常 4 周余，发现胰腺肿物 1 周余"于 2014 年 10 月 8 日门诊以胰腺癌收入院。

患者为老年男性，入院前在体检时发现 CA19-9 升高，后于当地医院行 MRI 检查，提示胰腺体尾部肿物，考虑胰腺癌可能性大，为进一步治疗来我院。患者自发病以来无明显不适症状。精神可，饮食、睡眠无改变，大小便正常，体重无减轻。

既往史：高血压及糖尿病病史。

【体格检查】

神志清，精神可，皮肤、巩膜无黄染。心律齐，未闻及杂音，肺部呼吸音清，未闻及干、湿性啰音，腹部饱满，无压痛及反跳痛，肝、脾肋下未触及，肝区无叩击痛，Murphy 征（－），移动性浊音（－），神经系统查体（－）。

【辅助检查】

血常规：WBC 7.19×10^9/L，HGB 151.0 g/L，PLT 192.0×10^9/L。凝血：HSPT% 131.0 %。血生化：ALT 15.7 U/L，AST 15 U/L，TBIL 8.4 μmol/L，ALB 40.2 g/L，Cr 70.4 μmol/L。肿瘤标志物：CA19-9 51.3 U/mL。MRI 提示：胰腺体尾部占位，胰腺癌可能。

【诊断】

胰腺癌；高血压；2 型糖尿病。

【治疗】

患者入院后完善检查，腹部 CT 报告：胰体尾部恶性占位，脾动脉受侵可能。诊断明确，于 2014 年 10 月 15 日全麻下行胰体尾癌根治术。术中切除胰腺体尾部及脾脏、左肾周脂肪，并行区域淋巴结清扫。术后病理：胰体尾黏液腺癌，中分化，侵犯胰腺周围脂肪组织，近脾门处脂肪结缔组织内可见癌结节（1/1），未累及脾脏；胰腺断端未见癌；淋巴结未见癌转移。

术后给予积极抗感染、抑制胰腺分泌、营养支持治疗。患者恢复良好，未出现出血、感染、胰漏等并发症。于术后 20 天开始行吉西他滨＋替吉奥方案化疗，共化疗 5 个疗程。

患者于术后 38 个月发现腹壁切口肿物，行局部切除后病理回报考虑为腹壁转移瘤，未再行全身治疗。患者至今术后 55 个月未再复发。

病例分析

胰腺癌（pancreatic cancer，PC）是一种较为常见的消化系统肿瘤，其发病率和死亡率近年来明显上升。约 90% 胰腺癌是起源于腺管上皮的管腺癌，恶性程度极高，是预后最差的恶性肿瘤之一。胰腺癌的病因尚不十分清楚，其发生可能与吸烟、饮酒、高脂肪和高蛋白饮食、糖尿病、慢性胰腺炎及遗传因素有关。胰腺癌临床表现取决于肿瘤的部位、病程早晚、有无转移及邻近器官累及的情况，常见的症状有上腹痛、黄疸、消化道症状、消瘦等。然而，在肿瘤早期很少发生上述症状，因此给早期诊断及治疗带来很大困难。在肿瘤确诊时，只有 10%～20% 患者可以获得根治性手术的机会，30%～40% 患者处于肿瘤局部晚期，属于交界可切除或不可切除，而 50%～60% 患者已发生肿瘤远处转移。CA19-9 是目前最常用的胰腺癌诊断标志物。本例患者因体检发现 CA19-9 升高进而行影像检查发现肿瘤时并未出现任何症状，属于早期诊断。在实施根治性切除后联合 6 个疗程吉西他滨 + 替吉奥化疗，获得较好效果。

病例点评

胰腺癌在胰腺的任何部位均有发生的可能，但以胰头最多

笔记

见，胰体尾较少见。根治性肿瘤切除手术联合多学科综合治疗是延长患者寿命甚至可能治愈的最佳手段。根据肿瘤位置不同选择不同的手术方式。① 胰头癌：推荐根治性胰十二指肠切除术，包括完整切除胰头部及钩突，并行区域淋巴清扫，要求胆管、胃或十二指肠、胰颈和肠系膜上动脉切缘阴性。② 胰体尾癌：推荐根治性胰体尾联合脾脏切除术。③ 部分胰腺颈部癌或胰腺多中心病灶的患者，可考虑行全胰腺切除。④ 扩大淋巴结清扫或神经丛切除，以及联合动静脉或多器官切除等扩大切除术对胰腺癌患者预后的改善存在争论，仍需要临床研究验证。本例患者为胰体尾癌，行根治性胰体尾联合脾脏切除术，范围包括胰腺体尾部、脾及脾动静脉淋巴清扫，可包括左侧 Gerota 筋膜，也可包括部分结肠系膜，但不包括结肠切除。胰体尾癌标准的淋巴清扫范围包括脾门淋巴结（No.10）、脾动脉周围淋巴结（No.11）、胰腺下缘淋巴结（No.18）。对于病灶位于胰体部者，可清扫腹腔动脉干周围淋巴结（No.9）。微创胰体尾切除术的手术安全性和根治性与开腹手术相比无差异，已获得较为广泛的应用与认可，但其"肿瘤学"获益性仍需进一步临床研究证实。

（伏志　林栋栋）

参考文献

[1] 中国抗癌协会胰腺癌专业委员会. 胰腺癌综合诊治指南（2018版）[J]. 临床肝胆病杂志，2018，34（10）：2109-2120.

[2] ZHANG H, WU X H. ZHU F, et al. Systematic review and meta-analysis of minimally invasive versus open approach for pancreaticoduodenectomy[J]. Surg Endosc, 2016, 30（12）：5173-5184.

病例 8
腹腔镜肝癌射频消融术

病历摘要

【基本信息】

患者，男，67岁，因"肝癌射频消融术后4年，发现肝癌复发3个月"，以"肝癌复发"入院。患者于4年前发现肝脏占位，于我院行腹腔镜肝癌射频消融术，术后病理为高分化胆管细胞癌。2年前发现肝癌复发，行腹腔镜肝癌射频消融1次，TACE治疗1次。3个月前复查发现肝癌复发行TACE治疗2次。

既往史：乙肝病史60年，目前乙肝表面抗体阳性。高血压病史15年，规律服药。

【体格检查】

神志清，精神可，心肺检查无明显异常，腹部稍膨隆，质软，无压痛、反跳痛，Murphy 征（−）。

【辅助检查】

血常规：WBC 10.9×10^9/L，HGB 157 g/L，PLT 80×10^9/L，NEUT% 70.2%。肝功能：ALT 52.2 U/L，AST 18.6 U/L，TBIL 26.6 μmol/L，DBIL 10.7 μmol/L，ALB 40.3 g/L。凝血功能：PT 13.2 s，PTA 79%，AFP 2.88 ng/mL，CA19-9 24.0 U/mL。

影像学检查情况见图 8-1。

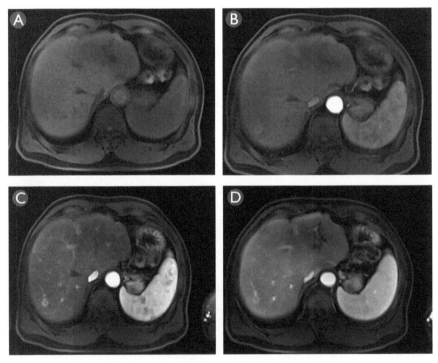

A：平扫期；B：动脉期；C：门脉期；D：延迟期。

图 8-1　腹部增强核磁

【诊断】

肝癌复发；肝癌射频消融术后；肝癌肝硬化（代偿期），乙型；高血压病。

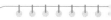

【治疗】

患者入院后完善相关检查，肝癌复发诊断明确，行腹腔镜探查 + 肝癌射频消融手术治疗。术后给予保肝、补液等治疗，患者术后 5 天肝功能恢复正常，顺利出院。

病例分析

患者肝脏恶性肿瘤，此次复发肿瘤小于 3 cm，因此行消融治疗也可达到根治效果，且手术损伤更小，恢复更快。患者肿瘤位于 S7 段，肿瘤位置较高，术前 B 超定位后无法找到经皮穿刺消融治疗的合适路径，且该位置毗邻膈肌，消融治疗前为避免患者膈肌损伤，预先游离肝脏裸区，并在肝脏与膈肌间垫放湿纱垫保护膈肌。术中超声定位肿瘤后，进行肿瘤射频消融，共射频 2 针，伞径分别为 3 cm、4 cm，消融时间均为 10 分钟。功率为 250 W，靶温度均为 105 ℃。射频后见肿瘤处肝段颜色变暗，腹腔镜超声见肿瘤处完全变为强回声。

病例点评

对于小肝癌的射频治疗目前在国内外已得到广泛应用，2009 年美国 NCCN 肝癌治疗指南就已将其列为与外科手术等同的肿瘤根治方法。射频消融以卓越的治疗效果、微小的局部创伤越来越受到医患双方的青睐，某种程度上代表了肿瘤治疗的方向与未来。与其他治疗方法一样，肝癌射频消融也存在一定的局限性与风险，如穿刺的准确性、穿刺入路副损伤、肿瘤形态不规则导致射频消融范围不符合、肿瘤解剖位置不佳、组织血流影响，以及治疗后出现出血、胆漏、感染、种植转移、邻近器官组织热辐射损伤等并发症。

射频消融可经超声或 CT 引导经皮穿刺、腹腔镜、开腹等多种途径进行。最常见的引导方式为超声、CT，其中腹腔镜引导肝癌射频消融适于肿瘤位于肝包膜下或邻近胆囊、胃肠等，或者超声与 CT 显示不清、难以经皮穿刺者；但术中需应用腹腔镜超声扫描，以确定肿瘤数量、部位，在腹腔镜直视下或腹腔镜超声引导下将电极针插入肿瘤内，按预定方案布针治疗。该术式多应用于癌肿位于肝脏特殊部位的情况，主要有：①毗邻膈肌；②毗邻肝内外较大管道，如胆囊、肝内大的胆管支、血管支；③毗邻胃、横结肠等腹腔内脏器；④癌肿凸出肝脏表面。

（丁兢　郭庆良）

参考文献

[1] MULLER C. Hepatocellular carcinoma-rising incidence，changing therapeutic strategies[J]. Wien Med Wochenschr，2006，156（13/14）：404-409.

[2] POON R T，FAN S T，LO C M，et al. Improving survival results after resection of hepatocellular carcinoma：a prospective study of 377 patients over 10 years[J]. Ann Surg，2001，234（1）：63-70.

[3] 邓美海，胡昆鹏，李凯，等 . 腹腔镜下射频消融治疗特殊部位肝癌 [J]. 中国实用外科杂志，2007，27（10）：819-821.

[4] 田虎，付真，刘竞芳，等 . 腹腔镜辅助射频消融术治疗特殊部位肝癌的研究 [J]. 腹腔镜外科杂志，2011，16（12）：901-904.

病例 9
腹腔镜肝囊肿开窗引流术

病历摘要

【基本信息】

患者，女，55 岁，主诉"发现肝囊肿伴腹胀 2 年余，加重 6 月余"。患者于 2 年前体检发现肝脏囊肿，直径约 5 cm。无消瘦、发热、排气异常，伴腹胀，未予特殊处理。近半年来，患者劳动及进食后腹胀症状较前明显加重，1 个月前当地医院 CT 提示囊肿直径约 8 cm，2 周前外院 B 超提示囊肿直径增大至 11 cm，此次为行进一步治疗，门诊以"肝囊肿"收入我科。患者自发病以来精神可、食量减少、睡眠无改变、小便正常、大便正常、体重无变化。

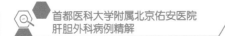

既往史：10 年前行白内障摘除手术。否认性病史。否认过敏史。

【体格检查】

神志清，精神可，心肺查体无明显异常，腹部稍膨隆，质软，无压痛、反跳痛，移动性浊音（−），叩诊无明显异常。

【辅助检查】

血常规：WBC 4.5×10^9/L，HGB 126 g/L，PLT 139×10^9/L。肝功能：ALT 12.8 U/L，AST 14.6 U/L，TBIL 12.7 μmol/L，DBIL 4.8 μmol/L，ALB 39 g/L。凝血：PT 11.2 s，PTA 100%。

CT 检查结果（图 9-1）：肝表面光整，各叶比例未见失调。平扫肝实质内可见多发大小不等囊状灶，散在分布，最大病灶位于肝右叶，直径可达 91 mm，密度均匀，CT 值约 1 HU，增强扫描上述病灶及其余肝实质内未见明显异常强化。影像学诊断考虑多发肝囊肿。

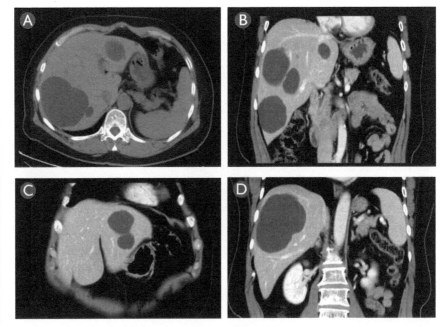

图 9-1　腹部 CT

【诊断】

肝囊肿（多发）；白内障术后。

【治疗】

患者入院后完善相关检查，肝囊肿诊断明确，行腹腔镜下肝囊肿开窗引流手术治疗。术后恢复顺利，定期门诊随访。

病例分析

肝脏囊肿可分为单纯性囊肿及多囊肝，其病程发展及预后存在一定差别。该患者为中老年女性，以腹胀不适为主要临床表现，囊肿进行性增大，且为多发，行腹部 CT 检查还发现患者同时患有肾囊肿，追问病史，患者妹妹同样患有肝脏多发囊肿，因此考虑患者为多囊肝，而非单纯肝脏囊肿。患者影像学检查符合多囊肝表现，行腹腔镜囊肿开窗引流手术治疗。术中可见囊肿内液体颜色清亮，无胆汁成分。术中予囊肿开窗去顶，切除部分囊壁后以氩气刀毁损残余囊肿内壁细胞，以防止囊肿复发。

多囊肝是一种常染色体显性遗传病，可合并肝脏外脏器的多囊性病变，如多囊肾等。多囊肝好发于女性，肝内囊肿青春期前极少出现，都是青春期后才开始出现并且随年龄增长肝内囊肿数目及体积均呈进行性增长，年增长速度为 0.9% ～ 3.2%。到晚期肝脏布满大小不等的囊肿，大者直径可达 20 cm 以上，多囊肝的体积最大可达正常肝脏体积的 10 倍。随着肝内囊肿不断增大、增多，患者常出现逐渐加重的腹胀、腹部膨隆、餐后饱胀、食欲减退、恶心甚至呕吐，可扪及上腹部包块；当囊肿压迫肝门部胆管可引起黄疸；当巨大的肝脏压

51

迫下腔静脉时，患者可出现下肢水肿等症状；当病变进展至晚期可引起肝功能失代偿。肝内囊肿可并发囊内出血、感染等；对合并多囊肾者，当肾脏病变进展至晚期时，患者可出现一系列慢性肾衰竭的症状。Gigot 等于 1997 年提出根据 CT 扫描所显示的肝内囊肿数目、大小及剩余肝实质量将多囊肝分为以下 3 型：Ⅰ型是指肝内有数目＜ 10 个的大囊肿（直径＞ 10 cm）；Ⅱ型是指肝内弥漫分布多发、中等大小的囊肿，但还剩余较多量正常的肝实质；Ⅲ型是指肝内弥漫分布多发、小至中等大小的囊肿，且仅剩余少量正常的肝实质。Gigot 分型对治疗方式的选择具有指导价值。多囊肝在早期症状不明显，无须治疗；当疾病发展至一定程度、患者有明显症状时，需进行治疗。

多囊肝患者的治疗则较为复杂，其主要治疗手段如下。

（1）超声引导肝囊肿穿刺抽液、硬化剂注射行姑息性治疗，可用于 Gigot Ⅰ型、部分 Gigot Ⅱ型的多囊肝患者。该治疗可以起到暂时缓解症状的目的，但其对多囊肝的疗效不如单纯性肝囊肿。

（2）肝囊肿开窗术可选择开腹或腹腔镜下完成，首选腹腔镜肝囊肿开窗术。对多囊肝来讲，亦属于姑息性治疗，适用于 Gigot Ⅰ型、部分 Gigot Ⅱ型的多囊肝患者。对体积较大的肝内囊肿进行开窗可以达到暂时缓解症状的作用，症状缓解率可达 92%。但是，由于多囊肝病变呈进行性发展，当巨大囊肿被开窗后，其他小囊肿在失去大囊肿压力的情况下可快速增大。

（3）肝囊肿切除术可在开腹或腹腔镜下完成。对多囊肝来讲，它亦属于姑息性治疗，适用于肝功能好、至少有部分肝脏没有明显病变的 Gigot Ⅱ型、Gigot Ⅲ型的多囊肝患者。肝切除可以显著减少肝体积，从而达到缓解症状的作用，症状缓解率达 86%。但是，由于多囊肝病变呈进行性发展，剩余肝脏的小囊肿可快速增大，而且并发症发生率达 51%、死亡率为 3%。因此，应该严格掌握肝切除的适应证。

（4）肝移植或肝肾联合移植是治疗多囊肝的根治性方法，适用于终末期多囊肝患者。对合并多囊肾患者，当肌酐清除率＜ 30 mL/min 时则应考虑行肝肾联合移植。肝移植或肝肾联合移植术后 5 年存活率可高达 86%，且患者生活质量可得到显著改善。

病例点评

　　单纯性肝囊肿无恶变风险且大多数增长缓慢，因此应避免过度治疗。对无症状者（即使囊肿大、直径达到 10 cm，甚至 10 cm 以上者）无须治疗，定期复查即可；对囊肿直径大、伴有症状或并发症者，则应给予治疗。多囊肝早期无明显症状，无须治疗；随疾病进展，根据压迫症状有无、压迫肝内管道及周围器官情况、囊肿部位和大小及造成的后果等具体情况，选择超声引导肝囊肿穿刺抽液、肝囊肿开窗术、肝囊肿切除术、肝移植等治疗方法。

（丁兢　郭庆良）

参考文献

[1] 殷晓煜 . 肝脏良性囊性占位性病变的规范化治疗 [J]. 中国实用外科杂志，2014，34（9）：808-811.

[2] HANSMAN M F, RYAN J A, HDMES J H, et al.Management and long-term follow-up of hepatic cysts[J]. Am J Surg, 2001, 181（5）: 404-410.

[3] MAZZA O M, FERNANDEZ D L, PEKOLJ J, et al.Management of nonparasitic hepatic cysts[J]. J Am Coll Surg, 2009, 209（6）: 735-739.

[4] ONORI P, FRANCHITTO A, MANCINELLI R, et al.Polycystic liver diseases[J]. Dig Liver Dis, 2010, 42（4）: 261-271.

[5] TEMMERMAN F, MISSIAEN L, BAMMENS B, et al.Systematic review: the pathophysiology and management of polycystic liver disease[J].Aliment Pharmacol Ther, 2011, 34（7）: 702-713.

病例 10
胆囊结石合并胆总管结石行腹腔镜胆囊切除 + 胆总管切开取石术

病历摘要

【基本信息】

患者，男，69 岁，主诉"上腹痛伴发热 20 小时余"。20 小时前无明显诱因突发上腹痛，中度绞痛，持续不缓解，向右侧肩背部放射，伴发热，体温最高 39 ℃，无畏寒、寒战，无恶心、呕吐。于当地医院就诊，B 超提示胆囊结石，胆总管结石，为行手术治疗入院。

既往史：既往体健。

【体格检查】

神志清、急性面容，皮肤、巩膜无黄染，腹平、软，上腹压痛，无反跳痛及肌紧张，Murphy 征（－），移动性浊音（－）。

【辅助检查】

血常规：WBC 8.03×10^9/L，HGB 136 g/L，PLT 250×10^9/L。肝功能：ALT 157 U/L，AST 73 U/L，TBIL 21.8 μmol/L，DBIL 6.1 μmol/L，ALB 35.6 g/L。凝血：PT 11.3 s，PTA 99%。Child-Pugh 评分：5 分，A 级。术前病毒筛查：全阴；AFP 3.27 ng/dL，CA19-9 0.6 U/mL，CEA 2.4 ng/mL。胸片、心电图未见明显异常。MRCP 示胆囊多结石，胆总管多发结石，肝内外胆管明显（图 10-1）。

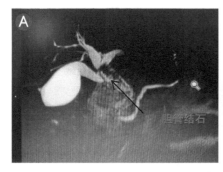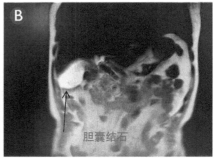

图 10-1　胆囊多结石，胆总管多发结石，肝内外胆管明显扩张

【诊断】

急性胆管炎；胆总管结石；胆囊结石；胆囊炎。

【治疗】

入院后给予抗感染、保肝等治疗后腹痛好转，完善术前准备后，行腹腔镜胆囊切除 + 胆总管探查取石术 + 胆道镜探查。术中逆行切除胆囊，纵向切口胆总管约 1 cm，取石钳取出数枚结石，最大者直径约 1 cm（图 10-2A），用细尿管冲洗胆总管下段，再次冲出数枚结石。胆道镜探查见左右肝管汇合部及胆总管下段一枚直径约 1 cm 结石，用取石网篮取出（图 10-

2B）。共取出大小不等的结石数十枚，最大者直径约 1 cm（图 10-3）。再次探查确认无残余结石后，留置 T 管一根。间断缝合胆总管。术中出血：20 mL。术后返回外科病房，给予心电监护、氧气吸入、抗感染、保肝、抑酸、止血、补液等对症治疗。术后第 1 天拔出胃管，适应性喝水、流食，鼓励下床活动。术后恢复顺利，第 9 天带 T 管出院。术后 1 个月复查，未见结石复发，拔除 T 管。

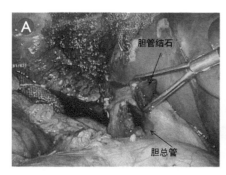
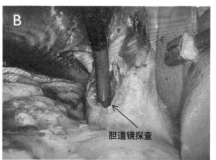

A：切开胆总管后，取石钳取出结石，最大者直径约 1 cm；B：胆道镜探查。

图 10-2　胆总管探查取石，胆道镜探查

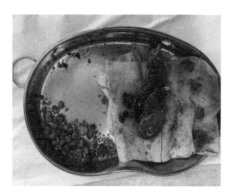

图 10-3　切除的胆囊及取出的结石

病例分析

患者因腹痛、发热入院。影像学检查提示胆囊结石、胆总管结石。诊断明确，有手术指征，无手术禁忌证。患者胆总管结石合并胆囊结石，可考虑以下 3 种方式处理：①经内镜逆行胰胆管造影（endoscopic retrograde cholangiopancreatography，ERCP）胆管取石 + 腹腔镜胆囊切除；②腹腔镜下胆囊切除及胆道探查手术；③开腹胆囊切除加胆道探查手术。优选 ERCP 胆管取石联合腹腔镜胆囊切除分别取石的方法治疗，但因胆总管常多发结石且结石较大，行 ERCP 取石成功率下降，且并发症发生率升高。考虑到腹腔镜微创手术具有创伤小和术后恢复快等优点，故选择行腹腔镜胆囊切除 + 胆总管探查取石术 + 胆道镜探查。

病例点评

目前，胆总管结石合并胆囊结石的治疗趋向微创化。临床广泛开展的是腹腔镜联合胆道镜胆囊切除、胆总管探查取石术与内镜逆行胰胆管造影 / 内镜下十二指肠乳头括约肌切开取石术联合腹腔镜下胆囊切除。两种术式各具有优势，治疗效果相当，但 ERCP 适合结石少而小的患者，而胆总管探查取石术适合胆总管扩张的患者，应根据患者具体情况选择适合的手术方式。

（邱亮　郭庆良）

参考文献

[1] YE J F，WU X M，QI W L. Recommendations for JSGE guidelines for clinical evidence-based practice for gallstone disease（2016）[J]. J Clin Hepatol，2017，33（2）：244-246.

[2] 李鹏，王拥军，王文海. 中国ERCP指南（2018版）[J]. 中国医刊，2018，53（11）：1180，1185-1215.

[3] SHARMA A，DAHIYA P，KHULLAR R，et al. Management of common bile duct stones in the laparoscopic era[J]. Indian J Surg，2012，74（3）：264-269.

[4] ZHANG W J，XU G F，HUANG Q，et al. Treatment of gallbladder stone with common bile duct stones in the laparoscopic era[J]. BMC Surg，2015，15（1）：7.

[5] SANDZEN B，HAAPAMAKI M M，NILSSON E，et al. Treatment of common bile duct stones in Sweden 1989-2006：an observational nationwide study of a paradigm shift[J]. World J Surg，2012，36（9）：2146-2153.

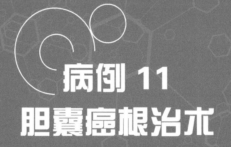

病例 11
胆囊癌根治术

病历摘要

【基本信息】

患者，女，72岁，主诉"腹部不适1年余，加重3天"。患者于1年余前出现轻度腹胀。3天前出现进食油腻食物后上腹痛，呈中等程度胀痛、疼痛且持续性向肩背部放射。至当地医院就诊，给予输液治疗，行B超检查，考虑胆囊内占位可能，为进一步治疗至我院就诊。

既往史：高血压病史20年，血压最高达180/100 mmHg，未规律用药，血压可控制在120/80 mmHg；糖尿病病史20年余，规律注射胰岛素＋口服降糖药物控制血糖，血糖可控制在正常范围。

【体格检查】

神志清，精神可，心肺查体无明显异常，腹部稍膨隆，质软，无压痛、反跳痛，Murphy 征（－）。

【辅助检查】

血常规：WBC 4.26×10^9/L，HGB 140 g/L，PLT 162×10^9/L。肝功能：ALT 31.2 U/L，AST 18 U/L，TBIL 10.7 μmol/L，DBIL 4.7 μmol/L，ALB 39.4 g/L。凝血：PT 11.3 s，PTA 99%。肿瘤标志物：AFP 2.57 ng/dL，PIVKA-Ⅱ 26 mAU/mL，CEA 3.6 ng/mL，CA19-9 13.84 U/mL。

增强 CT：囊壁可见不均匀增厚，局部呈结节状增厚，较大者约 12 mm×10 mm，CT 值约 32 HU，增强扫描可见强化，CT 值约 75 HU，结节近侧包膜回缩。胆囊管壁可见增厚，肝内外胆管未见扩张（图 11-1）。

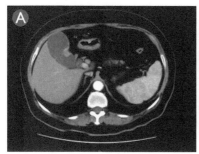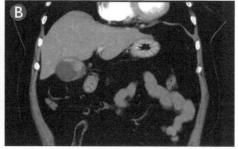

A：水平位；B：冠状位。

图 11-1　腹部增强 CT

【诊断】

胆囊癌。

【治疗】

患者入院后有急性肝损伤表现，给予保肝治疗，同时完善相关检查，胆囊癌诊断基本明确，行胆囊癌根治手术治疗。术后恢复顺利，定期门诊随访（图11-2）。

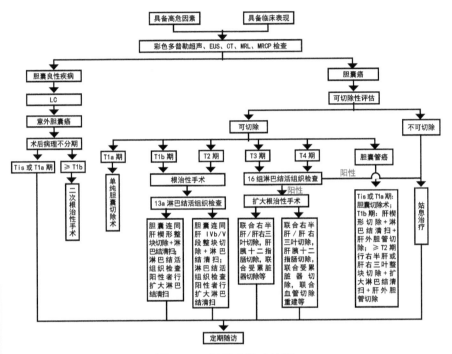

图 11-2 胆囊癌诊疗流程

病例分析

　　胆囊癌是起源于胆囊黏膜上皮细胞的恶性肿瘤，是胆道系统最常见的恶性肿瘤，发病率居消化道恶性肿瘤第六位。该患者为老年女性，胆囊占位，根据术前影像学检查，腹部 CT 可见胆囊占位明确，动脉期有强化表现，胆囊癌诊断基本明确。根治性手术治疗是胆囊癌患者获得治愈的唯一途径。手术方式的选择及根治性手术实施的可行性均基于胆囊癌患者的 TNM 分期。

（1）肝脏切除范围：Tis 或 T1a 期胆囊癌侵犯胆囊黏膜固有层，此期多为隐匿性胆囊癌，行单纯胆囊切除术后 5 年生存率可达 100%，不需再行肝切除术或二次手术。T1b 期胆囊癌侵犯胆囊肌层，由于胆囊床侧胆囊没有浆膜层，肿瘤细胞可通过胆囊静脉回流入肝造成肝床的微转移，T1b 期肿瘤肝床微转移距离不超过 16 mm，故需行距胆囊床 2 cm 以上的肝楔形切除术。T2 期胆囊癌侵犯胆囊肌层周围结缔组织，未突破浆膜层或未侵犯肝脏，此期胆囊癌细胞经胆囊静脉回流入肝范围平均距胆囊床 2 ～ 5 cm，且至少有 1 个方向范围 > 4 cm，仅行肝楔形切除术不能达到 R0 切除，应至少行肝 S4b+S5 切除术（图 11-3）。

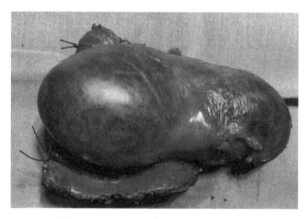

图 11-3　术中切除的胆囊及肝组织

（2）淋巴结清扫范围（根据淋巴受累的路径）：术中根据 13a 组和 16 组淋巴结活组织检查结果，选择肝十二指肠韧带淋巴结（12 组、8 组）清扫术或扩大淋巴结（12 组、8 组、9 组、13 组）清扫术。① Tis 或 T1a 期胆囊癌无须行区域淋巴结清扫。② T1b 期胆囊癌淋巴结转移首先累及胆囊三角淋巴结及沿胆总管分布的淋巴结，淋巴结转移率为 15.7%，淋巴管浸润率为 18%，故需行淋巴结清扫。T1b 期胆囊癌有可能出现胰头后上方（13a 组）淋巴结转移。因此，术中常规行 13a 组淋巴结活组织检查，如 13a 组淋巴结活组织检查结果为阴性，则行肝十二指肠韧带（12 组）和肝动脉（8 组）淋巴结清扫；如 13a 组淋巴结活组织检查结果为阳性，则行扩大淋巴结清扫，包括肝十二指肠韧带（12 组）、肝动脉（8 组）、胰头周围（13 组）和腹腔干周围（9 组）淋巴结。③ T2 期胆囊癌淋巴结转移率高达 46%，比较淋巴结清扫组和未清扫组患者 5 年生存率分别为 50% 和 10%，差异有统计学意义（$P < 0.05$），故需行淋巴结清扫。术中根据 13a 组淋巴结活组织检查结果决定是否行扩大淋巴结清扫术。

（3）肝外胆管处理：术中根据胆囊管切缘活组织检查结果，阳性需联合肝外胆管切除，范围从胰头后上方至第一肝门部，行胆管空肠 Roux-en-Y 吻合。① Tis 期或 T1a 期胆囊癌：单纯胆囊切除即可达 R0 切除。② T1b 期胆囊癌：胆囊管切缘活组织检查结果为阴性，无须切除肝外胆管；活组织检查结果为阳性，需行联合肝外胆管切除术。③ T2 期胆囊癌：有研究表明，T2 期胆囊癌行肝外胆管切除术后 5 年生存率为 100%，而未切除肝外胆管患者仅为 60%，差异有统计学意义（$P < 0.05$），建议切除肝外胆管。而另一研究表明，胆囊管切缘阴性者，行肝外胆管切除与未行肝外胆管切除患者 5 年生存率比较，差异无统计学意义（72% *vs.* 81%，$P > 0.05$）。因此，基于大样本研究结果，不建议常规行肝外胆管切除术。

病例点评

该患者肿瘤位于胆囊游离侧，胆囊管断端术中冰冻回报切缘阴性，因此行胆囊及胆囊床周围约 2 cm 肝组织完整切除，但术中淋巴结活检 13a 组淋巴结可见转移，因此进行了扩大淋巴结清扫。患者肿瘤分期较晚，预后相对较差，但近年来研究表明，中晚期胆囊癌患者接受放疗、化疗及靶向治疗后能改善总体生存率。

（丁兢　郭庆良）

参考文献

[1] 董家鸿, 王剑明, 曾建平. 胆囊癌诊断和治疗指南（2015 版）[J]. 临床肝胆病杂志, 2016, 32（03）: 411-419.

[2] BENSON A B, D'ANGELICA M I, ABRAMS T A, et al. NCCN clinical practice guidelines in oncology: hepatobiliary cancers, version 2, 2014[J]. J Natl Compr Canc Netw, 2014, 12（8）: 1152-1182.

[3] LEE S E, JANG J Y, LIM C S, et al. Systematic review on the surgical treatment for T1 gallbladder cancer[J]. World J Gastroenterol, 2011, 17（2）: 174-180.

[4] ISAMBERT M, LEUX C, METAIRIE S, et al. Incidentally discovered gallbladder cancer: when, why and which reoperation?[J]. Visc Surg, 2011, 148（2）: e77-e84.

[5] GOETZE T O, PAOLUCCI V. The prognostic impact of positive lymph nodes in stages T1 to T3 incidental gallbladder carcinoma: results of the German registry[J]. Surg Endosc, 2012, 26（5）: 1382-1389.

[6] MEKEEL K L, HEMMING A W. Surgical management of gallbladdercarcinoma: a review[J]. J Gastrointest Surg, 2007, 11（9）: 1188-1193.

病例 12
胰头癌行胰十二指肠切除术

病历摘要

【基本信息】

患者，女，58 岁，因"皮肤及巩膜黄染 1 月余"于 2017年 2 月入院。1 个月前患者不明原因出现脸黄、眼黄，伴尿黄，无腹痛、发热、呕吐等症状，偶有恶心、厌食及皮肤瘙痒，因症状不重，故未治疗。入院前 10 天，上述症状加重，主要表现为皮肤及巩膜黄染明显加深，腹胀，饭量明显减少，全身乏力明显。就诊于附近医院，根据患者表现诊断为：黄疸性肝炎。为求进一步诊治来我院就医。我院门诊行腹部 B 超检查后，发现胰头可疑占位，胰腺癌可能，建议手术治疗，故收入外科。患者自发病以来体重下降约 10 kg。

既往史：无肝病及其他传染病史，否认肿瘤家族史。否认长期大量饮酒史，否认过敏史。

【体格检查】

体温 36.5 ℃，血压 110/70 mmHg，脉搏 80 次 / 分，呼吸 20 次 / 分，神志清，精神差，肝掌（−），皮肤、巩膜重度黄染，腹平、软，无压痛、反跳痛及肌紧张，Murphy 征（−），双下肢无水肿，NS（−）。

【辅助检查】

肝功能：ALT 46.6 U/L，AST 143.1 U/L，TBIL 334.3 μmol/L，DBIL 255.7 μmol/L，γ - 谷氨酰转肽酶 1993.7 U/L，ALP 1608 U/L。全血细胞分析：WBC 11.52×10^9/L。肿瘤标志物：CA19-9 161.2 U/mL，HBsAg（−），Anti-HBs 27.94 IU/L（+），HBeAg（−），Anti-HBe（+），Anti-HBc（+），Anti-HCV（−）。

腹部 B 超（2019-2-19）：胆道梗阻胰头区不均质低回声，性质待定。腹部 CT 检查：提示胰头部增大，正常形态结构消失，范围约 39 mm × 34 mm，增强扫描动脉期胰头部强化程度减低。胰管稍扩张，较宽处约 5 mm，初步诊断胰头恶性占位可能（图 12-1）。

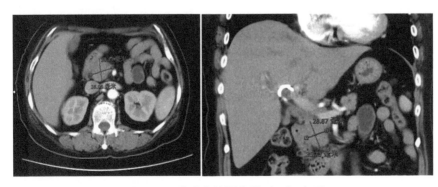

图 12-1   胰头占位影像学（CT）表现

【诊断】

壶腹周围肿瘤。

【治疗】

因患者黄疸升高明显，同时出现低热，血细胞计数升高等急性胆管炎表现，故在介入科行经皮肝穿刺胆道引流，以减轻胆道压力，控制感染。经皮肝穿刺胆道引流术后患者体温逐渐下降，黄疸减轻（图 12-2），复查全血细胞分析：WBC 9.56×10^9/L。肝功能：TBIL 156 μmol/L，DBIL 115.6 μmol/L，患者一般情况得到了明显改善。经过充分术前准备及术前评估，胰头癌诊断基本明确，分期（T2n0m0），无血管侵犯、外周转移，排除内科疾病，手术指征明确，考虑患者肿瘤分期较早，体积不大，与血管关系清晰，未发现有明确淋巴结转移，故于 2019 年 3 月 10 日在全麻下行腹腔镜下胰十二指肠切除术。术中采用横结肠系膜下方入路探查发现：胰腺钩突部质硬，门静脉、肠系膜上静脉未受侵，按术前计划行胰十二指肠切除术，完整切除包括胆囊、胆总管、远端胃、十二指肠、近端空肠及胰头在内的整块组织（图 12-3），术后切开胰头及胆总管下段，见质硬肿物位于壶腹部，与胰头分界不清，剖面呈黄白色鱼肉状（图 12-4）；术后病理诊断：（壶腹部）中分化腺癌，侵及十二指肠肠壁全层，局灶破坏肠黏膜、侵及部分胰腺，并见神经侵犯，脉管内未见癌栓。淋巴结未见转移。术后患者恢复良好，查腹腔淀粉酶最高为 203，此后逐渐下降至正常。术后 10 天实验室检查如下。全血细胞分析：WBC 7.24×10^9/L。肝功能：ALT 18.9 U/L，AST24.6 U/L，TBIL 20.9 μmol/L，DBIL 9.8 μmol/L。术后 2 周顺利出院。

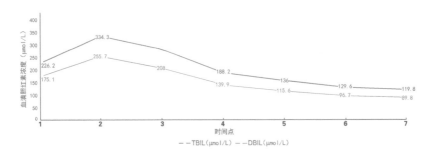

图 12-2　患者胆红素变化曲线

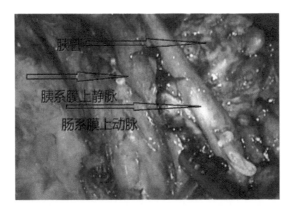

图 12-3　术中切除胰十二指肠后腹腔照片

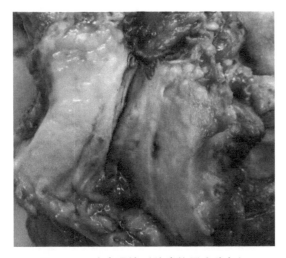

图 12-4　肿瘤照片（肿瘤位于壶腹部）

病例分析

胰腺癌特别是胰头癌和壶腹癌的症状十分相似，其治疗方式也相近，因此一度将胰头癌、Vater 壶腹癌、胆总管下端癌和近十二指肠乳头的癌统称为壶腹周围癌。由于胰头癌和其他3 种癌在生物学特性、疾病的转归方面有很大的区别，故又将其单独分出，两者外科治疗的效果差异较大。尽管手术前的鉴别诊断有很重要的意义，有利于制定方案、判断预后，但该病例无论术前超声还是 CT 均考虑为胰腺癌，与术后病理诊断不符，这说明单纯依靠术前 CT 等影像学检查还难以对这一部位肿瘤做出准确判断。曾有学者通过比较分析认为：壶腹周围癌由于梗阻部位较低，因此会出现胆胰管的扩张，肝内胆管扩张不明显，胰体尾无明显萎缩的特点，而胰腺头癌由于有周围管性浸润的生物学特点，因此胰胆管常在胰头部被截断，出现双管分离现象。此外我们认为术前有条件的话，结合内镜超声、胰管内超声及 MRCP 或者 ERCP 检查，可以清晰显示病变位置，有助于提高诊断率，但就目前常规诊疗手段来说，准确定位仍有很大困难。

无论是胰腺癌还是壶腹周围癌，其一项重要的临床症状就是梗阻性黄疸，实际上很多患者是以"皮肤黄染"这一表现来院就医的。长期严重的黄疸不仅会损害患者的肝肾功能，甚至对心肺等其他部位也会产生严重损伤，极大地降低患者的手术耐受性。还有患者会因为梗阻而发生严重感染，甚至危及生命。因此术前减黄一度成为主流，但近期大量临床研究表明术前减黄与术后并发症的发生并无相关性，而不必要的减黄还有可能带来感染、出血的风险，增加患者住院时间和痛苦。因此我们认为对于术前有严重的器官功能不全、感染或者极度虚弱无法耐受手术的患者才考虑先行减黄治疗。

术前对胰腺周围血管及脏器进行判断，有助于对手术的可切除性、难度及手术风险进行充分评估和准备。术中胰肠吻合需要根据具体情况采用不同的手术技巧，不断总结经验，改进手术方式，采用黏膜－黏膜吻合联合浆膜层包埋固定有助于减少胰漏的发生。胰十二指肠切除术手术时间长、创伤大，因此术后给予高蛋白、低脂、高糖及多种维生素饮食，控制血糖，抑制胰酶分泌，抗感染，通畅引流等一系列综合措施将有助于患者的恢复，减少术后并发症特别是胰漏的发生。

病例点评

胰腺癌及壶腹周围癌早期临床症状不典型，影像学无胆管扩张等表现，易误诊为胃肠炎、肝炎等内科疾病，诊断较为困难。一旦出现黄疸、胆管炎、胰头部占位性病变，则往往合并有血管及周围组织侵犯，此时部分患者可能丧失手术机会。胰十二指肠切除手术过程复杂，切除率低、并发症多、病死率高，因此术前宜用多指标初筛结合影像学检查以提高早期诊断率并对手术可切除性、难易程度做出判断。血管重建已经成为术前的常规检查。要不断提高手术技巧，胰－肠吻合有多种方式，要根据患者情况和术者的手术习惯，采用最适合的方式，有助于减少手术并发症特别是胰漏发生。腹腔镜胰十二指肠切除术，除具备微创、恢复快的优势外，还可达到与传统手术相近的疗效，但存在花费高、手术难度大、学习曲线长的不足，可在一定范围内有条件地开展。

术前是否退黄仍需根据患者具体病情而定，以免延误手术时机，增加患者痛苦及感染的机会。对没有严重并发症和感染的梗阻性黄疸患者可直接行一期胰十二指肠切除术。术后加强观察，主要注意引流管的通畅情况，有无出血，淀粉酶的高低变化，如果有条件尽可能在术后 1～2 周复查腹部 CT，观察吻合口情况，有无腹腔积液。术后如发生严重胰漏，引流不畅，持续感染、出血等症状，根据情况需要进行及时外科干预。

（李聪　杜松涛　李传云）

参考文献

[1] LI D，XIE K，WOLFF R，et al. Pancreatic cancer[J]. Lancet，2004，363（9414）：1049-1057.

[2] 曾蒙苏，严福华，周康荣，等 . 乳头型壶腹癌螺旋 CT 双期增强的表现 [J]. 中华放射学杂志，2001，35（4）：267-269.

[3] 林擎天，王洪 . 胰头癌外科治疗体会 [J]. 中国实用外科杂志，2001，21（8）：447-479.

病例 13
肝移植术后乙肝复发

病历摘要

【基本信息】

患者，男，51岁，主诉"肝移植术后5年，发现乙肝复发"。患者因"乙肝肝硬化（失代偿期）"于2009年1月16日行同种异体原位肝移植术，术后恢复顺利。术后常规口服他克莫司、吗替麦考酚酯等抗排斥药物，采用恩替卡韦0.5 mg（口服，每日1次）+乙肝免疫球蛋白400 IU（每2～3周1次，肌内注射）预防乙肝复发，术后定期复查，肝功能基本正常。患者于2010年7月16日开始接种乙肝疫苗（双福立适）。接种方案：20 μg，皮下注射，按0、1、2、6个月方案接种，此为1个接种周期，如果1个周期没有反应，3个月后重复。疫苗接种成功判定标准：在疫苗接种期间，anti-HBs 滴度高于基线浓度 1 倍及 1 倍以上，并维持 3 个月以上。如果抗体滴度没有达到基线浓度的 1 倍及 1 倍以上，但抗体滴度较基线水平一直维持在较高水平。

患者于 2012 年 3 月 25 日接种乙肝疫苗后复查 anti-HBs 为 467.2 IU/L，判定为接种成功，停用乙肝免疫球蛋白，并于 2012 年 9 月 12 日停用抗病毒药物。停用乙肝免疫球蛋白和抗病毒药期间，定期复查肝功能、乙肝病毒标志物等，anti-HBs 平均滴度为 196.1（103.1 ～ 781.5）IU/L。2014 年 1 月 10 日复查乙肝病毒标志物，提示 HBsAg（－）、HBeAg（＋），考虑乙肝复发可能，2014 年 1 月 18 日复查乙肝病毒标志物提示 HBsAg、anti-HBs、HBeAg 和 anti-HBc 为阳性，HBV-DNA 阳性，诊断为肝移植术后乙肝复发。

【辅助检查】

乙肝病毒标志物：2014 年 1 月 10 日检查示 HBsAg（－），anti-HBs 507.6 IU/L，HBeAg（＋），anti-HBc（＋）；2014 年 1 月 18 日检查示 HBsAg（＋），anti-HBs 607.7 IU/L，HBeAg（＋），anti-HBc（＋）。

肝功能（2014-1-10）：ALT 48.9 U/L，AST 33.2 U/L，TBIL 16.7 μmol/L，DBIL 4.4 μmol/L，ALB 43.6 g/L，γ -GT 14.2 U/L，ALP 49.5 U/L，CHE 7839 U/L。

HBV-DNA（2014-1-20）：2.00×10^2 IU/mL。

乙肝病毒基因序列测定：HBV 基因型为 B 型。

乙肝病毒药物耐药检测：乙肝病毒存在 P 区 N236T 位点突变、S 区 Q129R 位点突变、PreS/S 区前 S2 区 TGTACTTTC（46-54 nt）缺失和 BCP 区突变（A1762T 和 G1764A 阳性）。

【诊断】

肝移植术后乙肝复发。

【治疗】

患者诊断为乙肝复发，考虑存在乙肝病毒逃逸突变可能，2014 年 1 月 10 日开始使用恩替卡韦抗病毒治疗，并给予2000 IU 乙肝免疫球蛋白静脉滴注治疗，并定期肌内注射乙肝免疫球蛋白。

患者恢复使用抗病毒药物和乙肝免疫球蛋白后，定期复查肝功能、乙肝病毒标志物等。HBV-DNA（2014-3-5）：＜2.00×10^2 IU/mL。乙肝病毒标志物（2014-4-1）：HBsAg（－），anti-HBs 947.5 IU/L，HBeAg（－），anti-HBe（＋），anti-HBc（＋）。经过静注免疫球蛋白冲击治疗和积极抗病毒治疗，患者 HBV-DNA 未检测到，乙肝表面抗原转阴。患者此后定期复查乙肝标志物，肝功能等，未再发现乙肝病毒复发。

2019 年 2 月 22 日化验结果如下。乙肝病毒标志物：HBsAg（－），anti-HBs 519.8 IU/L，HBeAg（－），anti-HBe（－），anti-HBc（＋）。肝功能：ALT 18.3 U/L，AST 20.6 U/L，TBIL 21.1 μmol/L，DBIL 5.4 μmol/L，ALB 44.1 g/L，γ-GT 19.3 U/L，ALP 68.0 U/L，CHE 8554 U/L。

病例分析

（1）乙肝肝移植术后预防乙肝复发的策略。肝脏移植已经成为治疗乙肝引起肝硬化和肝癌的一个重要治疗手段，其结果与良性肝病的结果一样好，甚至要好于其他适应证，这主要得

75

益于肝移植术后预防乙肝复发策略的发展。乙肝肝移植术后预防乙肝复发的策略经历了 3 个突破性进展：第一个突破为长期使用高剂量的乙肝免疫球蛋白（hepatitis B immunoglobulin，HBIG），其显著降低了 HBV 的复发率，HBV 的 10 年整体复发率下降到了 27%；第二个突破为核苷酸类似物的使用，但是拉米夫定单药预防乙肝复发的结果是移植后 3 ～ 4 年的复发率可高达 40%；第三个突破为 HBIG 与拉米夫定联合使用，肝移植之前在病毒活跃复制的患者中使用拉米夫定，并且在 LT 后也联合使用 HBIG 和拉米夫定，这可以使 HBV 的复发即使在风险较高的患者中也降到 10% 以下，该预防策略目前被认为是 LT 前后治疗的金标准。目前采用恩替卡韦联合乙肝免疫球蛋白治疗，可使乙肝的复发率降至 5% 以下。

（2）乙肝肝移植术后乙肝复发的原因。肝移植术后发生乙肝复发的原因可能包括：第一，目前的预防策略可能导致了 HBIG 压力下诱导产生 HBV 的逃逸突变和（或）核苷酸类似物的耐药；第二，目前的预防策略并不能清除持续地存在于肝脏和（或）肝外组织的 HBV 或 cccDNA，在移植后 10 年，患者的外周血单核细胞中仍然可以持续检测到 HBV-DNA，甚至在移植后 15 年患者的外周血 PBMCs、血浆、肝脏中检测到了 HBV-DNA 和 cccDNA。此外，有部分肝移植术后患者通过接种乙肝疫苗产生了乙肝表面抗体，这部分患者依然存在乙肝复发的可能，这个原因可能和疫苗诱导的乙肝病毒逃逸突变有关。

（3）乙肝肝移植术后乙肝复发的治疗。美国肝病学会和移植学会 2012 年实践指南推荐，肝移植术后 HBV 再感染病例需终身抗病毒治疗，在重新制定预防或治疗方案后，HBV

再感染者可接受再次肝移植。中国肝移植乙型肝炎防治指南
（2016 版）推荐，HBV 再感染 / 新发感染出现后，应停用
HBIG，同时加强 NAs 抗 HBV 治疗。应采用高耐药基因屏障
NAs 治疗，并检测 HBV 耐药突变基因及调整用药。动态检测
HBV-DNA 和肝损伤指标，肝损伤指标异常时，可行肝脏组织
病理学检查，综合判定肝损伤程度及疾病进展情况。

（4）本病例的特殊之处。在本病例中，患者在肝移植术后
采用了常规的预防乙肝复发的方案，同时在术后一年半开始接
种乙肝疫苗，并成功产生了乙肝表面抗体。此后，患者相继停
用了乙肝免疫球蛋白和抗病毒药物。在停用抗病毒药物 14 个
月后，出现了乙肝复发。乙肝复发的主要原因可能是乙肝疫
苗接种诱导产生了乙肝病毒的逃逸突变，同时患者停用了抗病毒
药物治疗，使体内的乙肝病毒大量复制，最终导致乙肝复发。
此外，根据相关指南推荐，乙肝复发病例应该停用 HBIG，同
时采用抗病毒药物。该病例的特殊之处在于，在乙肝复发前已
经停用了 HBIG 近 2 年，复发之后使用大剂量的 HBIG 对体内
的乙肝病毒具有一定的中和作用，同时通过恢复抗病毒治疗，
最终使患者的乙肝表面抗原转阴。

📋 病例点评

尽管目前的核苷酸类似物 +HBIG 预防肝移植术后乙肝复
发效果显著，但仍有少量患者发生乙肝复发，这可能与长期
使用 HBIG 或接种乙肝疫苗诱导的乙肝病毒逃逸突变有关。因
此，在没有新的方案出现之前，乙肝相关疾病肝移植术后应该

长期使用抗病毒药物 +HBIG 预防乙肝复发。即使是乙肝疫苗接种成功的患者，也应该长期使用抗病毒药物治疗。

（段斌炜　郭庆良）

参考文献

[1] KIM W R, POTERUCHA J J, KREMERS W K, et al. Outcome of liver transplantation for hepatitis B in the United States[J]. Liver Transpl, 2004, 10: 968-974.

[2] ROCHE B, FERAY C, GIGOU M, et al. HBV DNA persistence 10 years after liver transplantation despite successful anti-HBs passive immunoprophylaxis[J]. Hepatology, 2003, 38: 86-95.

[3] TERRRAULT N, ROCHE B, SAMUEL D. Management of the hepatitis B virus in the liver transplantation setting: a European and an American perspective[J]. Liver Transpl, 2005, 11: 716-732.

[4] GANE E J, ANGUS P W, STRASSER S, et al. Lamivudine plus low-dose hepatitis B immunoglobulin to prevent recurrent hepatitis B following liver transplantation[J]. Gastroenterology, 2007, 132（3）: 931-937.

[5] HUNT C M, MCGILL J M, ALLEN M I, et al. Clinical relevance of hepatitis B viral mutations[J]. Hepatology, 2000, 31（5）: 1037-1044.

[6] HUSSAIN M, SOLDEVILA-PICO C, EMRE S, et al. Presence of intrahepatic（total and ccc）HBV DNA is not predictive of HBV recurrence after liver transplantation[J]. Liver Transpl, 2007, 13（8）: 1137-1144.

[7] COFFIN C S, MULROONEY-COUSINS P M, VAN MARLE G, et al. Hepatitis B Virus quasispecies in hepatic and extrahepatic viral reservoirs in liver transplant recipients on prophylactic therapy[J]. Liver transplantation, 2011, 17（8）: 955-962.

[8] LU S C, JIANG T, LAI W, et al. Reestablishment of active immunity against HBV graft reinfection after liver transplantation for HBV-related end stage liver disease[J]. J

Immunol Res，2014，2014：1-9.

[9] DUAN B W，LU S C，LAI W，et al. The detection of（total and ccc）HBV DNA in liver transplant recipients with hepatitis B vaccine against HBV reinfection[J]. Hum Vaccin Immunother，2015，11（10）：2490-2494.

[10] LUCEY M R，TERRAULT N，OJO L，et al.Long-term management of the successful adult liver transplant：2012 practice guideline by the American Association for the Study of Liver Diseases and the American Society of Transplantation[J]. Liver Transpl，2013，19（1）：3-26.

[11] 中华医学会器官移植学分会，中华医学会肝病学分会 . 中国肝移植乙型肝炎防治指南（2016 版）[J]. 临床肝胆病杂志，2017，33（2）：213-220.

病例 14
胆囊黏膜相关淋巴瘤

📋 病历摘要

【基本信息】

患者，男，57 岁，主因"波动性黄疸及转氨酶异常 8 个月"于 2012 年 8 月 15 日入院。

2011 年 12 月因"波动性黄疸及转氨酶异常 8 个月"于外院就诊，入院检查 ALT 131 U/L，ALB 34.3 g/L，TBIL 100.13 μmol/L，DBIL 79.51 μmol/L，总淀粉酶 34 U/L。CT 检查提示：胆管扩张，胆总管下段可疑积气，急性胰腺炎表现，腹膜后盆腔内可见多发小淋巴结影，胆总管后方见结节影，性质待定。MRCP：肝内外胆管扩张，胆囊增大，梗阻部位于胰头水平，胰腺形态改变，信号不均匀，胰周渗出表现，胰腺炎表现可能，胰头占位性病变不除外，腹腔多发淋巴结。入院后行内镜下胆总管支架置入，黄疸降至正常，建议患者行胰头穿刺活检，并转外科手术治疗，患者拒绝行此项检查，自行出院。2 个月前再次发现胆红素升高及转氨酶异常，于外院行 CT 及核磁复查提示：① 胆道高位梗阻—肝门部胆管癌可能大；② 胰体尾肿大，强化不均匀，炎性改变不除外；③ 十二指肠降段憩室。随后出现皮肤、巩膜轻度黄染，伴尿色加深。为行进一步治疗就诊于我院。

既往史：无特殊。

典型临床表现：胆管增宽，梗阻性黄疸，呈波动性黄疸表现。

【体格检查】

生命体征平稳，皮肤、巩膜黄染，腹部无压痛及反跳痛，未触及包块。

【辅助检查】

甲胎蛋白 + 岩藻糖苷酶测定 + 肿瘤标志物 3 项（我院 2012-8-16）：a-L- 岩藻糖苷酶 105.6 U/L，甲胎蛋白 3.07 ng/mL，CA19-9 88.65 U/mL。

肝功能（2012-8-27）：ALT 38.8 U/L，AST 26.7 U/L，TBIL 37.3 μmol/L，DBIL μmol/L。提示黄疸较前明显下降，考虑病情好转。

肝功能（2012-8-30）：TBIL 53.7 μmol/L，DBIL 30.2 μmol/L，ALT 54.9 U/L，AST 64.3 U/L；肿瘤标志物（2012-8-30）：CA19-9 104.5 U/mL。

CT 检查（图 14-1）：提示肝内胆管明显扩张，肝门部左右肝管汇合处可见类圆形低密度灶，边界欠清，大小约 28 mm×23 mm，密度欠均匀；增强扫描静脉及延迟期见不均匀强化。胰体尾肿大，增强扫描强化不均匀。十二指肠降段内侧见含气囊袋影，考虑十二指肠憩室。CT 诊断结果为：① 胆道高位梗阻—肝门区胆管癌可能性大；② 胰体尾肿大，强化不均匀，炎性改变不除外；③ 十二指肠降段憩室。

MRCP（2012-7-19 外院）检查：① 肝内外胆管扩张，右肝内胆管扩张，右肝管近肝门水平梗阻可能性大；② 胰腺肿胀略有减轻，腹腔、腹膜后淋巴结无显著变化。

MRI 检查：肝门部胆管截断，肝内胆管广泛扩张，肝外胆管轻度扩张，胆总管末段截断，胰管未见扩张（图 14-2）。

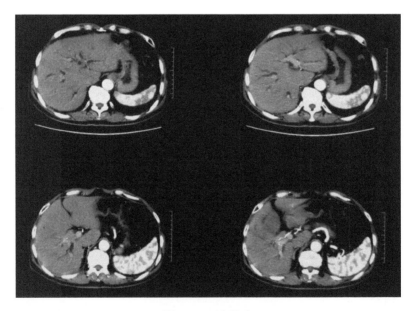

图 14-1　CT 检查

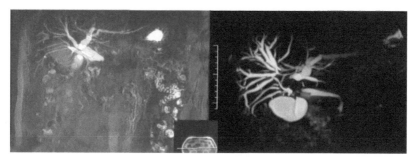

图 14-2   MRI 检查

【诊断】

梗阻性黄疸原因待查，肝门部占位？壶腹周围癌？炎性狭窄？良性病变？十二指肠憩室。

【治疗】

2012 年 9 月 3 日全麻下行剖腹探查，胰腺穿刺活检，右半肝切除，胆–肠吻合，肠–肠吻合。术中探查结果：腹腔内无积液，肝脏被膜光滑，轻度淤胆表现，未触及结节，胆囊大小正常，胆总管稍粗，左右肝管汇合部及肝内可触及质硬结节，直径约 2.5 cm，肿物未突破浆膜；胃壁柔软，未触及结节，胆总管下段未扪及结节，胰腺基本正常，肝十二指肠韧带内可触及肿大淋巴结；肠系膜血管根部、胃、头小网膜未触及肿大淋巴结，下腹部、盆腔未见异常。经十二指肠做胰头穿刺活检，冰冻病理回报为慢性炎症。切除胆囊，打开胆总管，探及左右肝管汇合部梗阻（图 14-3）。取肝门部胆管肿物送冰冻病理，回报为慢性炎症表现，未见恶性肿瘤。向家属交代病情，为解除肝门胆管梗阻及治疗十二指肠憩室，决定行右半肝切除及胆–肠吻合术。

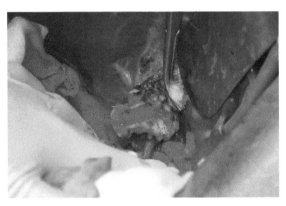

图 14-3　术中见左右肝管汇合部胆管壁增厚梗阻

术后病理结果回报：胆管低度恶性 B 细胞淋巴瘤，考虑为黏膜相关淋巴瘤。胆管断端可见神经侵犯，淋巴结未见转移。患者拒绝行化疗治疗，目前仍然存活。

病例分析

从患者两次 MRI 的影像学表现看，患者病变累及位置从胆总管下段至肝门部胆管。此外，从病史看为波动性黄疸，病变及病史不符合典型胆管炎症的诊断。结合肿瘤标志物轻度升高，考虑胆管肿瘤可能性大，肿瘤可能侵及部位为肝门部胆管及胰头上方胆管。此外，因患者有十二指肠憩室，胆胰汇合部异常，不能除外十二指肠憩室炎症等良性病变引起梗阻可能。综上所述，考虑患者入院诊断为"梗阻性黄疸"，诊断明确，原因不明，有以下三种可能：炎症、肿瘤、良性病变。

因患者存在诊断困难，且无明显手术禁忌，因此治疗措施首选为剖腹探查，明确病因，并根据术中情况决定手术方式。手术方式有以下几种：如果为十二指肠憩室引起的良性病变，因患者症状明显，可行胆道、肠道双道改道手术；如果为恶性肿瘤引起，可行肝门部胆管癌根治术联合胰十二指肠切除术，但此手术创伤大，风险极高，同家属交代病情，如无法耐受手术，可行姑息性手术。

此患者等待手术期间复查肝功能（2012-8-27）：ALT 38.8 U/L，AST 26.7 U/L，TBIL 37.3 μmol/L，DBIL μmol/L。提示黄疸较前明显下降，考虑病情好转，不能除外肝门部占位为炎性病变，同家属沟通后决定暂停手术，再次行 MRCP 及增强 CT，明确病情变化。复查 MRI 及 CT 提示：肝门部占位，肝门部胆管癌可能性大。再次复查肝功能（2012-8-30）：TBIL 53.7 μmol/L，DBIL 30.2 μmol/L，ALT 54.9 U/L，AST 64.3 U/L。肿瘤标志物（2012-8-30）CA19-9 104.5 U/mL。患者黄疸再次上升，MRI 及 CT 提示：肝门部占位明确，此时行剖腹探查去除病灶，明确病因。

术后病理结果回报：胆管低度恶性 B 细胞淋巴瘤，考虑为黏膜相关淋巴瘤，为临床罕见疾病。

病例点评

黏膜相关淋巴组织淋巴瘤（mucosa-associated lymphoid tissue lymphoma，MALT）属淋巴结以外与黏膜组织相关的一种淋巴组织肿瘤性疾病，占所有类型淋巴瘤的 8%。原发性 MALT 淋巴瘤很少来源于肝外胆管，尤其是肝门胆管。迄今为止，文献报道仅有 5 例病例描述了此类肿瘤。由于这种疾病的罕见性，术前诊断肝门部胆管原发性 MALT 非常困难。区分由肝门部胆管 MALT 和肝门部胆管癌引起的阻塞性黄疸具有极大的挑战性。

结合此例患者，查阅文献，总结如下经验，将有助于肝门部胆管黏膜相关淋巴瘤的诊断。

（1）CT 和 MRCP 表现为典型的肝门部胆管癌，但临床表现存在波动性黄疸，与肝门胆管癌的无痛性黄疸进行性加重表现不一致（我们的患者通常会观察到这种情况）。在文献中 2 例肝门胆管原发性 MALT 病例也同样报告了黄疸自发减退的情况。这种临床表现的病理机制可能是 MALT 引起胆管壁弥漫性增厚，但管道内壁表面光滑。因此，这种病变不会完全阻塞胆道。相比之下，肝门部胆管癌表现为侵袭性生长并完全阻塞肝门胆管。因此，术前诊断为疑似肝门部胆管癌的患者出现黄疸波动或黄疸自发缓解应考虑胆管原发性 MALT 可能。

（2）文献显示胆管原发性 MALT 基于快速冰冻切片检查的术中诊断显示为慢性非特异性炎症和非上皮性恶性肿瘤。患者的冰冻切片检查同样显示慢性非特异性炎症，这与先前的研究一致。因此，术前、术中诊断为肝门部胆管癌，但术中冰冻检查提示为慢性非特异性炎症的患者应当考虑肝门部胆管 MALT 的可能性。

（刘召波　伏志　林栋栋）

参考文献

[1] MATASAR M J，ZELENETZ A D. Overview of lymphoma diagnosis and management[J]. Radiol Clin North Am，2008，46（6）：175-198.

[2] SHIMURA T，KUWANO H，KASHIWABARA K，et al. Mucosa-associated lymphoid tissue lymphoma of the extrahepatic bile duct[J]. Hepato-gastroenterology，2005，52（62）：360-362.

[3] SHITO M，KAKEFUDA T，OMORI T，et al. Primary non-Hodgkin's lymphoma of

the main hepatic duct junction[J]. J Hepatobiliary Pancreat Surg，2008，15（1）：440-443.

[4] PARK Y K, CHOI J E, JUNG W Y, et al. Mucosa-associatedlymphoid tissue（MALT）lymphoma as an unusual cause of malignant hilar biliary stricture：a case report with literature review[J]. World J Surg Oncol，2016，14（1）：167.

[5] YOON M A，LEE J M，KIM S H，et al. Primary biliary lymphoma mimicking cholangiocarcinoma：a characteristic feature of discrepant CT and direct cholangiography findings[J]. J Korean Med Sci，2009，24：956-959.

[6] HWANG D W，LIM C S，JANG J Y，et al. Primary hematolymphoid malignancies involving the extrahepatic bile duct or gallbladder[J]. Leuk Lymphoma，2010，51：1278-1287.

病例 15
原发性肝癌行肝移植术

病历摘要

【基本信息】

患者，男，48 岁，主因"乙肝病史 7 年余，发现肝占位 5 个月"于 2017 年 6 月 14 日经门诊以"原发性肝癌"收入院。

患者于 7 年余前体检时发现乙肝表面抗原阳性，于我院人工肝科住院检查发现乙型肝炎肝硬化代偿期，后规律门诊复查，定期行住院保肝等综合治疗。5 个月前住院检查发现甲胎蛋白升高到 95 ng/mL，增强 CT 发现肝右叶前上段占位，直径约 1 cm，动脉期可见强化，门静脉期及平衡期可见密度减低，符合原发性肝癌"快进快出"特征性影像学表现。患者于我院介入科行动脉造影及肝动脉导管化疗栓塞术，术后恢复顺利好转出院。4 个月前患者再次入我院介入科，行 CT 引导肝癌微波消融术。术后病情好转正常出院。患者于 3 个月前复查腹部增强 CT 提示，肝癌介入术后改变，未见新发病灶，肝硬化，脾大，侧支循环形成，门脉右支受侵可能，肝囊肿，结合既往影像结果，暂除外门脉右支受侵，密切观察影像变化。1 天前再次复查腹部增强 CT 提示：肝癌介入及消融术后改变，肝脏灌注异常，门脉右支栓子范围较前扩大，肝硬化，脾大，侧支循环形成，肝囊肿。现患者为进一步治疗入我科。患者自发现肝占位以来，无特殊不适，无肝区疼痛、黄疸、腹腔积液、消瘦等肝癌典型临床表现。

既往史：既往体健，健康状况良好，否认高血压、糖尿病、心脏病病史，否认其他非传染性疾病史，否认外伤史，否认性病史，否认过敏史。

【体格检查】

神志清楚，精神可，略焦虑状态，慢性肝病面容，色晦暗。全身皮肤、巩膜无黄染，未触及浅表淋巴结肿大；双肺呼吸音清，无啰音；心率 76 次 / 分，心律齐，无病理性杂音；腹平软，未见胃肠型及蠕动波，无明显瘢痕，腹部无压痛、反跳痛，无肌紧张，肝、脾肋下未触及，肝区叩痛（−），脾区叩痛（−），移动性浊音（−），振水音（−），肠鸣音 3 次 / 分，双下肢无水肿。神经系统查体无异常。

【辅助检查】

实验室化验：WBC 3.8×10^9/L，HGB 135 g/L，PLT 9.4×10^9/L；ALT 43 U/L，AST 43 U/L，TBIL 20 μmol/L，DBIL 6.1 μmol/L，

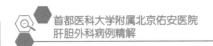

ALB 40.5 g/L，BUN 3.09 mmol/L，Cr 77 μmol/L，K 3.74 mmol/L，
Na 140 mmol/L；乙肝五项分别为 HBsAg（＋），HBsAb（＋），
HBeAg（－），HBeAb（－），HBcAb（＋）。；血型 A 型，Rh（＋）；
HBV-DNA ＜ 100 IU/mL。

腹部增强 CT（我院 2017-6-13）：肝癌介入及消融术后改
变，肝脏灌注异常，门脉右支栓子范围较前扩大，肝硬化，脾
大，侧支循环形成，肝囊肿。

超声心动检查（我院 2017-6-14）：主动脉窦部增宽，心率
快，左心室舒张功能减低，EF% 71%。

PET-CT（外院 2017-6-22）：肝癌介入及消融术后，未见
肝外转移表现。

【诊断】

原发性肝癌（Ⅲ期）；肝癌微波消融术后；肝动脉导管化
疗栓塞术后；乙型肝炎肝硬化代偿期。

【鉴别诊断】

（1）肝脓肿：急性细菌性或阿米巴性肝脓肿一般较容易鉴
别，根据病史，B 超检查发现液性暗区，肝穿刺吸出脓液等能
最后确诊。目前对怀疑有肝脓肿者，广谱抗生素的应用较早较
广，因此部分肝脓肿并不按照常见的病理过程发展，在 B 超、
CT、MRI 等影像学检查上仅体现为实质性肿块者较常见，尤
其是慢性细菌性肝脓肿的表现甚不典型，易致误诊。鉴别诊断
时甲胎蛋白等标志物检测，影像学检查如 CT、MRI 等均有帮
助，如仍不能明确鉴别者，应在广谱、足量抗生素正规应用的
前提下，B 超动态观察肝脏肿块的变化。如肿块不缩小或者反
而增大，应做肝穿刺活检或剖腹检查。

（2）肝硬化：通常肝硬化患者病史较长，多有肝炎史，患者经休息后症状可缓解；早期肝脏稍大，后期可缩小变硬；有肝硬化的体征表现，如脾大、食管胃底静脉曲张、蜘蛛痣、肝掌等；甲胎蛋白为阴性或轻度升高，放射性核素肝扫描、B超检查、肝动脉造影或CT检查等均有助于鉴别诊断。

（3）继发性肝癌：肝脏亦为转移性肿瘤的好发器官。通常继发性肝癌病情发展较缓慢，甲胎蛋白检测一般为阴性，多无肝炎病史或肝硬化表现。除肝脏病变症状、体征和影像学表现外，多有原发病灶的相应表现。因此，检查肝脏以外器官有无原发肿瘤是鉴别诊断的主要方法。也有少数患者呈现较典型的肝肿瘤临床表现和继发性肝癌的影像学特征，但原发病灶隐匿，经多种检查难以被发现，此种情况下宜先针对肝脏病变进行有效治疗，在治疗过程中密切观察。

【治疗】

治疗原则：该患者在乙肝基础上原发性肝癌诊断明确，既往行肝动脉导管化疗栓塞术及肝癌微波消融术，术后出现肿瘤复发进展，侵犯门静脉右支可能。目前肝癌切除术、肝移植术均为患者可选择的治疗方案，但总体治疗原则为根治性去除肿瘤病灶，延长生存期。比较以上两种治疗方法，肝癌切除术可根治性切除肿瘤病灶，但剩余肝脏仍为乙肝肝硬化背景，术后长期存在肿瘤复发转移可能，生存期缩短。考虑该患者肿瘤侵犯门静脉右支，如需根治性切除肿瘤需行右半肝切除，且术前需详细评估有无胆管变异、残余肝体积/标准肝体积百分比、肝储备功能等指标。肝移植术为另一种可选择性根治性治疗方法，且可从根本上去除乙肝肝硬化背景及肿瘤病灶，相比肝癌

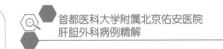
切除术，根治性效果更彻底。但因患者肿瘤已侵犯门静脉主要分支，肝移植术后仍存在肿瘤高复发转移风险。术前需向患者及其家属详细交代以上两种治疗方式的相关风险、经济花费、并发症及预后情况。

经患者及其家属慎重考虑，决定接受肝移植手术治疗。患者于 2017 年 6 月 28 日全麻下行同种异体原位肝移植术（经典式）。

药物：患者术后采用他克莫司＋吗替麦考酚酯＋醋酸泼尼松龙三联免疫抑制方案，肝功能平稳缓慢恢复。因患者术前诊断为原发性肝癌，肝移植术后 1 个月调整免疫抑制方案，停用吗替麦考酚酯、醋酸泼尼松龙，改为他克莫司＋西罗莫司（抗肿瘤作用）免疫抑制方案。

该患者肝移植术后早期（术后 3 个月内）每 2 周门诊规律复查。复查项目包括：全血细胞分析、肝功能、血生化、凝血、T 细胞亚群、FK506 浓度、乙肝五项、肝血流超声检查。术后 3 ～ 6 个月每月复查 1 次，复查项目同前。术后 6 个月每 2 ～ 3 个月复查 1 次，复查项目同前。

病例分析

诊断方面：我国是乙肝大国，HBV 感染可诱发原发性肝癌的发生。该患者具备乙肝背景，早期症状不明显，无肝区疼痛、腹胀、纳差、乏力、消瘦等常见临床表现，但甲胎蛋白升高具备筛查及诊断价值。甲胎蛋白仍然是当前肝癌诊断方面常用而又最重要的血清标志物，对肝细胞癌有相对的专一性。此外，CT 检查具有较高的分辨率，已成为肝癌定性和定位诊断

笔记

的常规检测技术，诊断符合率可达 90% 以上，可检出 1.0 cm 左右的早期肝癌。CT 能明确显示肿瘤的位置、数目、大小及其与周围脏器和重要血管的关系，对判断能否手术切除很有价值。通常肝细胞癌增强后呈"快进快出"表现，即动脉期见肿瘤内造影剂充盈，静脉期见造影剂迅速消退，肿瘤密度低于或等于同层正常肝实质。该患者为肝癌高危人群，甲胎蛋白高于正常水平，腹部增强 CT 扫描符合肝细胞癌"快进快出"表现，能够临床确诊。

患者有乙肝背景，既往服用抗病毒药物治疗，同时定期规律复查肝功能及监测甲胎蛋白变化情况。5 个月前因化验提示甲胎蛋白升高（95 ng/mL），同期影像学发现肝内占位性病变，符合原发性肝癌特征性"快进快出"表现，且经介入肝动脉造影证实原发性肝癌诊断明确，同时行肝动脉导管化疗栓塞治疗。患者术后 1 个月再次行 CT 引导下肝癌微波消融治疗。患者肿瘤发现早，直径约 1 cm，无明确血管侵犯，处于肝癌早期，微波消融治疗可达到根治性治疗效果，但因无法彻底去除乙肝肝硬化背景，故消融术后仍存在肿瘤复发转移风险。3 个月前复查影像学变化发现门静脉右支充盈缺损表现，近期再次复查腹部增强 CT 提示门脉右支栓子范围较前扩大，同时伴甲胎蛋白显著升高（593.5 ng/mL），结合患者病史及相关实验室检查结果，考虑目前诊断"原发性肝癌（Ⅲ期）、肝癌微波消融术后，肝动脉导管化疗栓塞术后，肝炎肝硬化乙型代偿期"成立。

治疗方面：自 20 世纪 90 年代原发性肝细胞癌的治疗就确立了以外科为主的综合治疗概念，并以此作为目前肝癌临床治疗的主要途径。肝癌切除术是我国肝癌治疗的首选方法，适用于患者全身情况良好，无严重心、肺、肾等重要脏器器质性病变；肝功能正常或基本正常，无黄疸、腹腔积液；肿瘤局限于肝的一叶或半肝，或肿瘤侵犯肝脏三个叶但余肝无明显硬化，无远处脏器广泛转移，肿瘤未严重侵犯第一、第二、第三肝门的情况。另外，该患者同样适用于肝移植治疗，其依据在于全肝切除并用一个无肝硬化的新肝替代，不仅对肝脏肿瘤有根治性治疗的作用，而且也清除了肝硬化这一肝癌生长的"土壤"。肝移植后长期生存者，生存质量可能优于肝部分切除者。尽管如此，肝移植术后患者仍面临肿瘤复发转移的问题。

病例点评

　　原发性肝癌是我国最常见的恶性肿瘤之一，由于该病起病隐匿，进展迅速，早期诊断手段缺乏，往往预后欠佳。目前关于肝癌的治疗方式包括肝切除、肝脏移植、介入导管、射频消融及靶向、免疫等综合治疗手段。肝脏移植治疗原发性肝癌不仅可以彻底去除肿瘤病灶，而且可以清除导致肿瘤发生的疾病基础（肝炎病毒感染及肝硬化等），从而最大限度地减少肿瘤复发。该病例虽然术前评估有门静脉右支肿瘤侵犯，但在术后维持低剂量的有效免疫抑制剂治疗，肝功能恢复正常，密切随访3年未见肿瘤复发，说明肝移植仍然是治疗该类病例的有效手段，患者可通过以上治疗方式获得良好预后。

（李文磊　孙力波　武聚山）

病例 16
肝衰竭行肝移植术

病历摘要

【基本信息】

患者，男，68岁，主因"皮肤、巩膜渐进性黄染伴尿色加深1个月"，于2018年2月6日16：25收入我院。

患者于1个月前进食海鲜后出现上腹部不适，当时无发热，无恶心、呕吐。进食海鲜4天后因上腹部不适症状无好转，于某大学校医院就诊，给予胃复春、吗丁啉、整肠生口服，但症状无明显缓解。后出现尿色黄染及双下肢水肿，患者自觉乏力，无发热、食欲减退等。随后就诊于某医院，住院治疗期间发现戊肝抗体阳性，诊断为急性肝功能衰竭、戊型病毒性肝炎。给予保肝、抑酸等对症处理，但病情未见明显好转。

患者为行肝移植手术，入住我科。病程中，患者神志清，精神尚可，尿量略少，600 mL/d，大便次数增多，6 次 / 日，无灰白便，无进行性消瘦。

既往史：高血压病史 10 余年，口服硝苯地平 1 片，每日 1 次，血压控制理想。前列腺增生病史 4 年，现口服非那雄胺 1 粒，每日 1 次及盐酸坦索罗辛 1 粒，每日 1 次。2015 年 9 月于北京某医院行左侧髋关节置换术，术中输血，术后间断口服骨化三醇及钙剂治疗。否认冠心病、糖尿病、脑血管疾病病史。

【体格检查】

神清，精神可，急性病容，肝掌（－），皮肤、巩膜重度黄染，双肺呼吸音粗，有散在湿性啰音，心前区听诊无病理性杂音，腹胀，腹壁柔韧感，全腹无明显压痛、反跳痛，Murphy 征（－），肝剑突下 2 cm，肝脏叩击痛（＋），移动性浊音（＋），振水音（＋），肠鸣音 4 次 / 分，不亢，双下肢凹陷性水肿，NS（－）。

【辅助检查】

肝功能（2018-2-6）示 ALT 9.1 U/L，AST 45.5 U/L，AST/ALT 5，TBIL 706.6 μmol/L，TP 50.2 g/L，ALB 28.4 g/L，ALP 87.7 U/L。血生化（2018-2-6）：尿素 15.86 mmol/L，SCr 229.4 μmol/L，肾小球滤过率 24.31 mL/（min•1.73 m^2）。凝血项（2018-2-6）：PT 22.8 s，PTA 35%，INR 2.04。全血细胞分析（2018-2-6）：WBC 8.47×10^9/L，RBC 3.17×10^{12}/L，HGB 97 g/L，PLT 67×10^9/L。戊型肝炎抗体测定（2018-2-6）：戊型肝炎抗体测定 IgM（＋），IgG（＋）。

床边胸片（2018-2-6）：双肺炎症可能；双侧胸腔少量积液。

腹部CT（2018-2-3）：肝脏灌注不均，淤胆或肝细胞坏死可能；脾大，大量腹腔积液。

【初步诊断】

病毒性肝炎（戊型）；急性肝功能衰竭，肝肾综合征；腹腔积液，腹腔感染；低蛋白血症，胆汁淤积；高血压，2级，高危；良性前列腺增生症；髋关节置换术后。

【鉴别诊断】

（1）酒精性肝病：是由于长期大量饮酒导致的中毒性肝损伤，一般饮酒史超过5年，男性≥40 g/d，女性≥20 g/d；或2周内＞80 g/d。AST、ALT、GGT、MCV、TBIL等指标升高，AST/ALT＞2，排除嗜肝病毒的感染、药物和中毒性肝损伤等。本患者不符合上述标准，可排除此诊断。

（2）胆管结石或占位：患者可有皮肤、巩膜黄染，大便颜色变浅，腹痛，发热等症状，影像学检查可协助诊断，患者已行MRCP，暂不考虑。

（3）自身免疫性肝炎：女性多见，伴血清转氨酶和 γ 球蛋白升高，ANA和（或）SMA阳性，抗LKM1阳性，可进一步检查后排除此诊断。

【治疗】

患者入院后完善相关检查，给予保肝、抑酸等对症处理，并给予血浆置换治疗，经科室讨论后，认为患者肝功能衰竭诊断明确，Child-Pugh评分10分，C级肝功能，MELD指数38，有肝移植适应证，评估患者心、肺功能可耐受手术，无手术绝对禁忌证。同患者家属沟通，患者家属对肝移植治疗表示

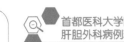

理解，同意承担术中、术后可能发生的风险。

患者于 2018 年 2 月 12 日在全麻下行同种异体原位肝移植术（背驼），术中出血 2800 mL，输悬浮红细胞 4000 mL，血浆 2200 mL，术后带气管插管返回 SICU，术后应用亚胺培南西司他丁 0.5 g（静脉滴注，每 6 小时 1 次），卡泊芬净 50 mg（静脉滴注，每日 1 次），然后改为卡泊芬净 100 mg（静脉滴注，每 12 小时 1 次），积极防治感染；给予补充血容量，输注血浆，补充白蛋白提高胶体渗透压，维持内环境稳定；应用巴利昔单抗、甲泼尼龙、免疫抑制剂抗排斥反应；彩超检查动态监测肝脏血管血流情况。患者术前肝肾综合征，术中尿量少，术后尿量仍偏少，周身水肿明显，于术后次日行股静脉穿刺置管，行持续床旁血滤治疗，适当脱水，排出毒素，改善内环境。

2018 年 2 月 16 日，患者周身水肿较前明显好转，继续给予床旁血滤治疗，适当减少脱水，患者神志清，循环稳定，肌力可，复查胸片后符合拔管条件，予以拔除气管插管，过程顺利，患者自主呼吸可，可自主咳痰，适当给予少量肠内营养。

2018 年 2 月 22 日，患者病情逐渐平稳，转入普通病房，患者尿量约 400 mL/d，给予呋塞米持续泵入。

2018 年 2 月 24 日，患者肾功能恢复不理想，血压偏低，用去甲肾上腺素及多巴酚丁胺均不理想，为保证肾脏灌注，给予多巴胺持续泵入。患者肾小球滤过率降低，改哌拉西林钠他唑巴坦钠 4.5 g，静脉滴注，每 8 小时 1 次改为每 12 小时 1 次。

2018 年 2 月 27 日，患者经多巴胺改善肾灌注后尿量比前几天有所增多，达到 900 mL/ 日，患者尿量增加，已进入多尿期，停利尿药物，并增加补液量。

2018 年 3 月 2 日，患者基础情况明显好转，进食较前几天增加，尿量 1500 mL/ 日，血肌酐正常。

2018 年 3 月 14 日，患者诉憋闷，胸部 CT 提示右侧胸腔积液较多，给予胸腔穿刺置管 + 胸腔积液引流后憋喘症状好转，给予补充白蛋白及血浆，提升胶体渗透压，于第 3 天拔除胸腔引流管。

2018 年 3 月 23 日，患者生命体征基本稳定，无发热等感染迹象，逐渐停用抗生素，根据肝肾功能变化调整免疫抑制剂用量，并嘱患者增加营养供给。

2018 年 4 月 13 日，患者身体素质逐渐恢复正常，肝血流无异常。

查体：生命体征平稳，双肺呼吸音清，腹部平坦，腹部切口愈合良好，T 管通畅，双下肢无水肿。患者带 T 管出院回家休养。

2018 年 9 月 25 日，患者拔除 T 管，无腹痛等不适。

随访计划：清淡优质蛋白饮食，适当活动，避免劳累、受凉。

出院带药如下：①免疫抑制剂（间隔 12 小时服用，与三餐间隔 2 小时左右）：他克莫司（FK506）0.5 mg，早、晚各 1 次；麦考酚钠 360 mg，每日 2 次；泼尼松龙 15 mg，每日 1 次，连服用 5 天，5 天后递减至 10 mg 及 5 mg。②抗凝药物：华法林半片，每日 2 次。③保肝利胆药物：熊去氧胆酸 250 mg，每日 2 次。④抑酸药物：泮托拉唑肠溶胶囊 1 片，每日 2 次。⑤抗感染药物：伏立康唑片 200 mg，12 小时服用 1 片，共服用4周；复方磺胺片2片，每日2次，1周后改为每日1次，共2～3周。⑥其他：钙尔奇D 1片，每日1次，利尿药呋塞米、螺内酯等。

复查时间及项目：①复查时间：术后3个月内每2周1次；术后4～6个月每4周1次；术后6个月后每2个月1次；术后12个月后每3个月1次。②复查项目每2周1次：血常规，凝血项，肝、肾功能，血药浓度，甲胎蛋白。③术后特殊复查项目：长期持续发热时复查血清巨细胞病毒（cytomegalovirus，CMV）、EB病毒（epstin-Barrvirus，EBV）、单纯疱疹病毒（herpes simplex virus，HSV）抗体。

病例分析

诊断方面：戊型肝炎（hepatitis E，HE）是由戊型肝炎病毒（hepatitis E virus，HEV）引起的急性自限性肝炎，主要流行于亚洲、非洲等地区的发展中国家，我国是HE的高发地区，近年来HE在老年人中的发病率呈上升趋势，已成为引起老年急性病毒性肝炎的主要因素。戊型肝炎病毒主要经粪－口途径传播，包括污染的水、食物和日常生活接触传播，国内外均报道过HE的暴发流行。有研究表明，老年人肝细胞数量随年龄增长而锐减，肝脏趋向硬变，重量下降，同时伴有肝血流的减少。血液是养护肝脏的基础，血流量的减少使肝脏内血液循环能力相应减退，肝细胞受损后，再生能力降低，毛细胆管重建功能变差，胆汁排泄功能下降，造成胆汁淤积，易发生淤胆及多种并发症，重型肝炎发生率高，黄疸程度重。本例患者为68岁老年男性，既往无肝病史及肝炎病毒感染史，首诊症状为恶心、呕吐及上腹部不适等消化道症状，随后出现尿黄，皮肤、巩膜黄染等黄疸症状及下肢水肿、乏力等表现，诊疗过程中检查发现肝脏酶系和胆红素的快速升高，凝血功能迅速恶化，HEV-IgM（+），HEV-IgG（+），综合考虑急性戊肝病毒感染导致的急性肝功能衰竭诊断明确。

治疗方面：同其他原因导致的急性肝功能衰竭病例一样，在内科保守治疗无效的情况下，肝脏移植手术是根治患者疾病、改善预后的唯一途径。患者高龄状态，术前合并肝肾综合征，移植术后心、肺、肾等多脏器的功能保护就成了患者恢复的关键。

病例点评

本例患者主因皮肤、巩膜渐进性黄染伴尿色加深 1 个月入院，术前诊断急性肝功能衰竭、急性戊肝病毒感染明确，内科保守治疗效果不佳，遂行同种异体原位肝脏移植手术。术后患者一度出现尿少、肌酐升高等肾功能不全表现，但通过调整免疫抑制剂方案（减少肾毒性）及改善肾脏血流等治疗，患者肾功能逐渐恢复，最终达到临床治愈，挽救了患者生命。术前精细评估及术后多器官功能的有效保护是保证患者恢复的关键条件。

（朱瑞东　孙力波　武聚山）

参考文献

[1] SHAKED A, DESMARAIS M R, KOPETSKIE H, et al. Outcomes of

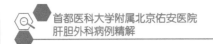
immunosuppression minimization and withdrawal early after liver transplantation[J]. Am J Transplant，2019，19（5）：1397-1409.

[2] MAIRA T D，LITTLE E C，BERENGUER M，et al.Immunosuppression in liver transplant[J].Best Pract Res Clin Gastroenterol，2020，46-47：101681.

病例 17
失代偿期肝硬化行肝移植术

病历摘要

【基本信息】

患者，男，59 岁，身高 170 cm，体重 75 kg，主诉"肝病病史 4 年余"。患者于 4 年余前无明显诱因出现腹胀，无腹痛、发热等表现，就诊于北京某医院，完善相关检查后，结果回报：肝炎病毒均为阴性，肝功能异常，腹部 CT 提示"肝硬化，腹腔积液"，诊断为"肝硬化合并腹腔积液"，给予保肝、利尿等药物治疗，腹胀症状未见明显好转。后自行服用中药治疗（具体不详）2 周，自诉腹胀症状好转。2014 年 7 月于解放军某医院门诊就诊，化验回报：ALT 66 U/L，AST 53 U/L，腹部 B 超提示"肝硬化，腹腔积液"，诊断为"肝硬化合并腹腔积液"，给予保肝、利尿等治疗，定期门诊复查提示肝功能轻度异常，继续上述治疗。2014 年 10 月 2 日开始自觉腹胀逐渐加重，于解放军某医院住院治疗，给予保肝、退黄、利尿等治疗，症状好转出院。出院后间断复查肝功能尚可，腹腔积液较前消退，继续服用保肝、利尿等药物治疗。2015 年 1 月饱餐后出现黑便，化验提示大便潜血阳性，乙肝五项表面抗体、核心抗体阳性，胃镜提示食管静脉曲张重度伴胃静脉曲张，红色征阳性，非萎缩性胃炎伴糜烂、出血。建议行二级预防（脾切除+门奇静脉断流术），患者及其家属拒绝手术。后间断于门诊复查病情稳定，未进一步行手术治疗。患者自服阿米洛利、螺内酯片、利可君等治疗。现患者为求进一步诊治收入我科，急诊以"肝炎肝硬化"收入院。

既往史：无高血压、糖尿病病史。否认心脏病病史，否认乙肝、结核等传染病史及密切接触史，否认手术及外伤史，否认输血史，否认过敏史。

【体格检查】

神志清，精神可，消瘦，皮肤、巩膜轻度黄染，肝掌（＋），心肺查体无异常，腹部膨隆，未见肠型及蠕动波，腹壁静脉无曲张，未见皮疹及蜘蛛痣，腹软，压痛、反跳痛（－），叩诊移动性浊音（＋），振水音可疑阳性，肝区叩痛（－），脾区叩痛（－），质韧，肠鸣音正常，约 3 次 / 分。

【辅助检查】

实验室检查：血液检查示 WBC 2.12×10^9/L，HGB 74 g/L，PLT 44×10^9/L。血生化：ALT 36.3 U/L，AST 32.7 U/L，TBIL 48.4 μmol/L，DBIL 25.7 μmol/L，ALB 41.6 g/L。凝血：PT 15 s，

PTA 63%。血型鉴定：O 型（＋）。病毒学检查：全阴；乙型肝炎 DNA 2.12×10^2 IU/mL。

影像学检查：X 线检查示心肺未见异常。上腹部增强 CT：①肝硬化，脾大，侧支循环形成，腹腔积液；②胆囊炎。

【诊断】

肝炎肝硬化（失代偿期），乙型；门静脉高压症，脾大，脾功能亢进，腹腔积液，低蛋白血症；右侧腹股沟疝；脐疝。

【治疗】

患者入院后完善检查，明确诊断。手术指征包括：①诊断明确为乙型肝炎肝硬化（失代偿期），伴有大量腹腔积液，伴肝功能异常，肝移植手术为目前唯一可治愈疾病的治疗方式；②无手术禁忌证。积极完善肝移植术前全面检查及重要脏器功能评估，补充白蛋白、利尿退腹腔积液，同时给予保肝、退黄、预防疝嵌顿综合治疗。完善检查后患者于 2018 年 12 月 3 日在全麻下行肝移植术（原位经典）＋右侧腹股沟斜疝无张力修补术。术中所见：腹腔内大量清亮腹腔积液，探查肝脏体积明显缩小，边缘钝，表面凹凸不平，质地硬，呈结节性肝硬化表现，符合术前诊断。术后积极给予抗感染、免疫抑制、保肝、利尿、营养支持等综合治疗。

患者术后恢复顺利，一般情况可，切口愈合良好，体温正常，肝功能正常，无不适主诉，疾病治愈后出院。

2019 年 4 月 1 日，肝移植术后 4 月余，一般情况好，无不适主诉，肝功能正常，门诊复查时我院 B 超提示胸腔积液，收入我院后逆行胸腔穿刺＋引流，因超声定位后穿刺风险较大，患者家属放弃穿刺，故给予利尿治疗。出院后继续免疫抑制治疗。

病例分析

该患者具有隐匿性乙肝病毒感染病史，入院时复查乙肝表面抗体（＋）、乙肝核心抗体（＋），血液中 HBV-DNA 载量为 3×10^2 IU/mL，因此慢性乙型肝炎病毒感染证据明确。在此基础上，随着病情进展，逐渐出现了肝硬化（失代偿期）表现，主要体现在反复上消化道出血及顽固性腹腔积液，均属于肝脏移植手术的适应证。在内科保守治疗无效的情况下，患者进行了肝脏移植手术。此外，患者术前还存在肝肾综合征，因此术式采用背驮式原位肝移植，术中及围手术期严密保护肾脏功能，随着移植肝脏功能的恢复及内脏血流紊乱的纠正，患者肾功能也逐渐恢复正常。再者，患者也合并在失代偿肝硬化患者中发病率较高的腹股沟疝。肝硬化低营养状态及长期腹腔积液是腹股沟疝发生的重要诱因，移植术中进行了同期修补，修补效果肯定，长期随访未见复发，考虑与移植手术后诱因去除具有重要关联。

病例点评

我国是乙型肝炎病毒感染高流行国家，乙肝后肝硬化是我国肝脏移植最常见的适应证，当患者出现顽固性腹腔积液、反复发作的食管胃底静脉曲张血管破裂出血、肝性脑病等肝硬化失代偿表现时，就应该考虑行肝脏移植手术，肝移植治疗也是挽救患者生命、改善生活质量的最有效途径。为预防移植术后乙肝病毒复发，临床上一般采用术后核苷类似物＋抗乙肝免疫球蛋白方案。该病例同时合并右侧腹股沟疝，与移植手术同期处理也获得了满意效果。

（贾哲　孙力波　武聚山）

病例 18
自身免疫性肝病行肝移植术

病历摘要

【基本信息】

患者，女，49岁，主因"乏力、尿黄、纳差2年余，加重1个月"入院。

患者2年余前无明显诱因出现乏力、纳差，伴有尿黄如浓茶颜色，于当地医院行肝功能检查发现肝功能异常（具体不详），后于徐州某医院就诊行甲肝、乙肝、丙肝检查均为阴性，此后反复因乏力、尿黄住院行保肝治疗，2010年6月15日住院行自身免疫性抗体检查提示抗核抗体阳性，诊断为原发性胆汁性肝硬化，应用熊去氧胆酸治疗1年余，1个月前自觉上述症状加重，于解放军某医院就诊，诊断为"原发性胆汁性肝硬化",给予保肝、支持治疗,治疗过程中患者 EBV(+),CMV(+),肝功能恶化,TBIL 最高升至 564.5 μmol/L,PTA 19%,经保守治疗效果不佳。入院行肝移植治疗。

既往史:既往体健,否认心脏病、高血压、糖尿病史,否认其他传染病史,否认手术、外伤史,否认过敏史。

【体格检查】

神志清楚,精神弱,慢性肝病面容,色晦暗。全身皮肤、巩膜重度黄染,未触及浅表淋巴结肿大;双肺呼吸音清,无啰音;心率 76 次 / 分,心律齐,无病理性杂音;腹平软,未见胃肠型及蠕动波,无明显瘢痕,腹部无压痛、反跳痛,无肌紧张,肝肋下未触及,脾肋下 5 cm,质韧,无触痛,移动性浊音(-),振水音(-),肠鸣音 3 次 / 分,双下肢轻度水肿。神经系统查体无异常。

【辅助检查】

血常规:WBC 2.94×10^9/L,HGB 64 g/L,PLT 43×10^9/L。肝功能生化:ALT 82 U/L,AST 229 U/L,TBIL 687 μmol/L,DBIL 251 μmol/L,ALB 31 g/L,ALP 33.6 U/L,γ-GT 22.6 U/L。凝血项:PT 22 s,PTA 43%。自身抗体系列:ANA(+)。心电图:窦性心律,长 QTc 间期。超声心动:EF% 74%,肺动脉瓣、三尖瓣少量反流,左室舒张功能减低。胃镜:胃溃疡(多发,H1 期),门脉高压性胃病,十二指肠球炎。

【诊断】

原发性胆汁性肝硬化(失代偿期);脾大,脾功能亢进;腹腔积液;腹腔感染;低蛋白血症。

诊断依据:原发性胆汁性肝硬化诊断标准应包括下列几方

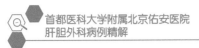
面：①胆内淤胆的临床症状和体征；②肝生物功能表现为胆内淤胆的特征；③ AMA 阳性；④肝组织学活检显示肝内小胆管损伤和炎症；⑤影像学检查胆道系统无阻塞。必要时需随访 6 ～ 12 个月，以除外梗阻性黄疸或恶性肿瘤。

诊断要点：①该患者为中年女性，有倦怠、瘙痒或肤色较深；②血中 ALP 及 GGT 上升（正常值上限 4 ～ 5 倍或以上）；③ ALT/AST 轻度上升（正常值上限 2 ～ 4 倍）；④血清胆红素正常或上升；⑤血清 AMA 阳性（≥ 1 ：40）或 M2 抗体阳性；⑥肝组织切片符合诊断；⑦ ERCP 无肝内外胆道异常（若诊断有怀疑时）。

患者为中年女性，有尿黄如浓茶颜色，肝功能异常，行甲肝、乙肝、丙肝检查均为阴性，自身免疫性抗体检查提示抗核抗体阳性，诊断为原发性胆汁性肝硬化，应用熊去氧胆酸治疗 1 年余，症状加重，治疗过程中患者 EBV（＋），CMV（＋）肝功能恶化，TBIL 最高升至 564.5 μmol/L，PTA 19%，经保守治疗效果不佳。考虑目前诊断"原发性胆汁性肝硬化（失代偿期）"，拟行肝移植手术治疗。

【鉴别诊断】

（1）原发性硬化性胆管炎：多发生于中青年男性，其特征性病理改变为胆管纤维化性炎症，可累及肝内、肝外胆管，诊断主要依靠典型的 ERCP 改变。其主要诊断依据：①病史、临床症状和体征（乏力、瘙痒、黄疸、肝脾大及炎症性肠病表现）；②血清生化检查异常（ALP 升高）；③胆管造影显示肝内外胆管狭窄与扩张相间且呈串珠状改变等硬化性胆管炎的典型改变；④除外其他引起硬化性胆管炎的病因；⑤自身抗体检查，特别是 pANCA 阳性对该病的诊断有一定价值，但不具特异性。肝组织病理学表现为纤维阻塞性胆管炎。

（2）药物性肝病：没有特异性的诊断方法，可根据患者服药史、临床症状、血常规、肝功能试验、肝活检，以及停药后的效应做出综合诊断。特别应注意投药量、疗程、有无合并用药、服药和出现肝损伤的时间关系，是否合并其他肝外表现（皮肤、黏膜、血常规、肾、关节等）。在临床具体实践中，应根据医生的临床经验做进一步判断，其中应包括：①了解详细服药史；②排除其他病因；③确定病例的临床特征；④潜伏期；⑤是否伴有过敏或变态反应的表现；⑥停药后肝生化功能的改善情况；⑦再度服药是否出现药物性肝病。

（3）自身免疫性肝炎：发病机制目前尚未完全阐明，其诊断主要依赖于某些血清学标志物的检测，并且应排除其他原因引起的慢性肝病。目前被广泛接受的临床诊断标准应符合以下5 条：①血清 HAV、HBV、HCV 感染标志物阴性；②高水平的血清 IgG 或 γ 球蛋白（大于正常上限 1.5 倍以上）；③存在自身抗体，ANA 阳性，抗 SMA 阳性，或抗 LKM1 抗体阳性，或两者共存（成人≥ 1∶80，儿童≥ 1∶20），但 AMA 阴性；④血清转氨酶水平显著异常（ALT 大于正常上限 5 倍以上）；⑤排除遗传代谢性肝病（如 Wilson 病）、乙醇及药源性肝损伤史。

【治疗】

患者为中年女性，慢性病容，原发性胆汁性肝硬化诊断明确，肝功能失代偿，Child-Pugh 分级 C 级，MELD 评分 18 分，经内科保守治疗无明显好转，为终末期肝硬化，经患者及其家属慎重考虑，决定接受肝移植手术治疗。患者于 2012 年 10 月 12 日全麻下行同种异体原位肝移植术（背驼式）。

患者术后采用他克莫司＋吗替麦考酚酯＋醋酸泼尼松龙三联免疫抑制方案，肝功能平稳缓慢恢复。肝移植术后 19 天调整免疫抑制方案，因患者供体 FK506 代谢类型为快代谢纯合子，将患者免疫抑制方案更改为环孢素＋吗替麦考酚酯＋醋酸泼尼松龙方案。

该患者肝移植术后早期（术后 3 个月内）每两周门诊规律复查。复查项目包括：全血细胞分析、肝功能、血生化、凝血、T 细胞亚群、FK506 浓度、乙肝五项、肝血流超声检查。术后 3 ～ 6 个月每月复查 1 次，复查项目同前。术后 6 个月每 2 ～ 3 个月复查 1 次，复查项目同前。

病例分析

原发性胆汁性肝硬化是一种以肝内、肝外胆管炎症和纤维化为特征的慢性胆汁淤积性肝病，终末期病例可导致门静脉高压、肝功能衰竭或死亡。原发性胆汁性肝硬化的确切病因目前尚不完全清楚，目前的理论都认为与免疫和遗传因素有关，90% 以上的患者血清中可检测到高滴度的自身抗体。肝病一旦进入终末期，目前除肝移植外尚无特别有效的治疗方法能显著延长患者生命并提高生活质量。目前关于原发性胆汁性肝硬化的诊断有 3 条标准：①异常的肝功能指标，ALP ≥ 4 倍正常上限或血清胆红素 ≥ 2 倍正常上限；②血清 AMA 滴度＞ 1 : 40；③肝活检组织学符合原发性胆汁性肝硬化的特征性。该患者具有瘙痒、黄疸等临床表现，同时实验室检查结果也符合以上

笔记

诊断标准，虽然无病理学组织学结果，但是临床诊断原发性胆汁性肝硬化是明确的；且该患者存在腹腔积液等门静脉高压表现，凝血功能极差，有肝功能衰竭倾向，故符合肝移植治疗的手术适应证，术前检查也未发现手术禁忌。

病例点评

　　本例患者以原发性胆汁性肝硬化诊断入院，综合病史、实验室检查及影像学资料考虑疾病已进入终末期，既往的内科保守治疗效果欠佳。肝移植是挽救患者生命、改善长期预后及生活质量的有效途径。该疾病是一个慢性进行性的疾病过程，肝病内科和移植外科医生应对病情和疾病发展进行精细评估，从而确定肝移植干预的最佳时机。有研究表明，少数原发性胆汁性肝硬化患者在肝移植术后仍有原有疾病复发的概率和风险，因此，术后长期密切随访观察就显得十分重要。

（杨耿侠　孙力波　武聚山）

病例 19
活体肝移植术

病历摘要

【基本信息】

患者，男，39岁，主因"肝硬化病史5年余"以"肝炎肝硬化（失代偿期），乙型，腹腔积液，腹腔感染"于2016年1月20日入院。

患者为中年男性，慢性病容。入院前5年诊断为"乙肝肝硬化，腹腔积液"，入院前2年因呕血，行经颈静脉肝内门腔静脉内支架分流术，术后未再出现出血情况，但反复出现腹胀、双下肢水肿。近2个月前述症状较前加重，且经保肝、补充白蛋白、利尿等相应治疗后症状无改善，为进一步诊治收入院。

【体格检查】

神志清，精神尚可，肝掌（－），胸前散在蜘蛛痣，皮肤、巩膜轻度黄染，心肺听诊未闻及异常，腹饱满，无明显压痛及反跳痛，移动性浊音（＋），双下肢水肿，神经系统病理反射（－）。

【辅助检查】

血常规：WBC 3.07×10^9/L，N% 84.3 %，HGB 79.0 g/L，PLT 32.0×10^9/L。凝血：HSPT% 55.0 %。血生化：ALT 13.6 U/L，AST 28.1 U/L，TBIL 46.8 μmol/L，ALB 34.8 g/L，Cr 126.1 μmol/L，eGFR 61.45 mL/（min·1.73 m^2），钾 3.64 mmol/L，钠 141.3 mmol/L；血氨 94.0 μg/dL。

【诊断】

肝炎肝硬化（失代偿期），乙型；腹腔积液，腹腔感染；低蛋白血症；脾大，脾功能亢进；经颈静脉肝内门腔静脉内支架分流术后；肾功能不全；营养不良性贫血（中度）。

【治疗】

患者入院后完善相关检查，诊断明确，予保肝、退黄、补充白蛋白、利尿、特利加压素改善肾功能等相应对症支持治疗。患者病情无明显改善，经外科会诊后，建议行肝移植术，因供体短缺，故决定行活体肝移植。

供体为患者配偶，既往体健，无慢性病及传染病史。实验室检查无异常，术前病毒筛查符合肝移植供体标准。CT 估测右半肝容积 668 cm^3，全肝容积 1093 cm^3，标准肝容积约 1061 cm^3，预计切除右半肝（保留肝中静脉）。

受体身高 180 cm，体重 90 kg，标准肝容：1485.42 cm³，GRWR 0.74%。考虑到患者大量腹腔积液，实际体重下移植物与受者体质量比(graft recipient weight ratio，GRWR)接近 0.8%。故决定实施成人活体肝移植。

2019 年 2 月 24 日供体行右半肝切取术，手术过程顺利，肝脏大小、形态、质地正常，切取右半肝（含肝中静脉）重约 650 g。术中出血 400 mL，未输血。术后安返 SICU。

受体行原位肝移植 + 脾切除术。流出道重建为受体右肝静脉开口与供体右肝及肝中静脉经整形后的共同开口吻合。胆道吻合受体端为肝总管，供体为右前、右后支整形后的共同开口，放置 8# T 管 1 根。为预防门静脉灌注量过大，术中决定行脾切除术。手术出血 2700 mL，输悬浮红细胞 16 U，输血浆 2000 mL。术后安返 SICU。

术后恢复：供体术后恢复良好，未出现感染、肝功能不全、胆漏等并发症。术后 15 天顺利出院。

受体术后肝功能恢复不佳，胆红素缓慢上升，腹腔积液量大，最多时每日约 2000 mL。并于术后 11 天出现尿少、肌酐升高、高钾血症等肾功能不全表现。考虑为小肝综合征，给予积极纠正电解质及酸碱紊乱。患者尿量有所增加，但胆红素仍进行性升高，于术后 15 天突然出现消化道大出血，经抢救无效死亡。

病例分析

随着肝移植技术和围手术期管理水平的提高，肝移植是目前终末期肝脏疾病唯一的治愈性治疗手段。然而，供肝的巨大

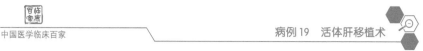

短缺限制了移植手术的开展。在此背景下，活体肝移植技术逐渐成为应对这一矛盾的有效解决方案。活体肝移植是从健康人体上切取部分肝脏作为供肝移植给患者的手术方式。活体肝移植的适应证原则上与尸体肝移植相同，不过与尸体肝移植相比，活体肝移植术后并发症的发生率更高。但随着活体肝移植的不断开展，人们发现该技术比传统的尸体肝移植有着很大的优点：一是缺血时间短，从而减少了因缺血再灌注损伤引起的胆道并发症；二是组织相容性好，因为活体肝移植基本是在亲属之间进行，供受体之间有一定的血缘关系，发生移植排斥的概率降低；三是准备充足，术前能充分了解供体肝脏情况。活体肝移植与尸体肝移植最大的不同是，移植肝供者的安全性是活体肝移植需要考虑的首要因素。因此，术前需完善常规检查包括血常规、血型、凝血、肝肾功能、病毒学检查及心肺功能检查。供者术前最重要的检查就是肝脏的影像学检查，目的是了解肝脏体积（包括切除及剩余肝体积）、肝脏重要血管及胆管情况。该病例中供者为患者配偶，常规检查正常，CT 估测全肝体积 1093 cm³，右半肝体积 668 cm³，供者标准肝体积为 1061 cm³，切除右半肝后剩余肝体积 425 cm³，占标准肝体积 40.1%，可保证供体安全。供体术后未出现并发症。

病例点评

目前活体肝移植的手术方式主要包括：左半肝移植、右半肝移植、肝叶（段）肝移植、辅助肝移植等。成人活体肝移植大多为右半肝移植。如前所述，活体肝移植术后并发症的发生率更高，主要包括腹腔出血、血管并发症、胆道并发症、小肝综合征等。小肝综合征是肝移植术后的一种严重并发症，由于供肝体积过小引起，表现为血清胆红素和肝酶升高、腹腔积液、凝血功能紊乱、胃肠道出血、酸中毒、肾衰竭等，并最终导致死亡。一般将 GRWR ＜ 0.8% 或移植物体积与受者标准肝体积 ＜ 40% 定义为小移植肝。该病例 GRWR 为 0.74%，但考虑到患者大量腹腔积液，实际体重下 GRWR 接近 0.8%，故选择使用该供肝。为减少门静脉血流量，术中同时行脾切除术，但术后仍然发生了小肝综合征，患者表现为转氨酶及胆红素升高、大量腹腔积液、肾衰竭，虽经积极抢救，但最后仍因消化道大出血死亡。因此，为避免发生移植后小肝综合征，对于供者筛选时应尽量选择体质量较大者，且在保证安全的前提下，切取足够体积肝脏；而受者如合并门静脉高压，评估供肝体积时 GRWR 值应适当增大，GRWR ≥ 1.0% 可避免小肝综合征发生。

（伏志　林栋栋）

参考文献

[1] 蒋文涛. 成人活体肝移植现状 [J]. 实用器官移植电子杂志，2017，5（4）：282.

[2] TUCKER O N，HEATON N. The 'small for size' liver syndrome[J]. Curr Opin Crit Care，2005，11（2）：150-155.

[3] 中华医学会器官移植学分会，中国医师协会器官移植医师分会. 中国活体肝移植小肝综合征临床诊治指南（2016 版）[J]. 中华移植杂志（电子版），2017，11（2）：70-74.

病例 20
二次肝移植术

病历摘要

【基本信息】

患者，男，48岁，主诉"肝移植术后1年，肝癌复发1周"。

患者因"原发性肝癌（T3N0M0 Ⅲ a 期）"于 2012 年 3 月 10 日行同种异体原位肝移植术（背驮式），术后恢复顺利。术后病理汇报：肝右叶原发性低分化肝细胞癌，脉管内大量癌栓。术后常规口服他克莫司、西罗莫司等抗排斥药物，采用恩替卡韦 0.5 mg（口服，每日 1 次）+ 乙肝免疫球蛋白 400 IU（每 2～3 周 1 次，肌内注射）预防乙肝复发，术后定期复查，肝功能基本正常。患者于 2013 年 8 月 5 日复查增强 CT：肝右叶近下腔静脉旁 5 cm 类圆形低密度灶，增强扫描动脉期不均

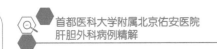

匀强化，静脉及延迟期呈低密度改变。复查增强核磁提示：肝右叶后下段类圆形长 T_1、长 T_2 信号，边界较清，局部向肝外突出，直径约 5 cm。诊断为原发性肝癌（T1N0M0 期），完善检查，排除手术禁忌，经全科讨论认为有再次肝脏移植手术指征，同时患者及其家属积极要求肝脏移植，提请伦理委员会，一致同意再次肝脏移植。于 2013 年 8 月 9 日在全麻下行同种异体原位肝脏移植（经典原位式），手术顺利，由于再次肝脏移植，术中粘连严重，术中出血较多，术中出血 6000 mL。手术时间 13 小时，术后 6 小时脱机拔管，呼吸氧合良好。术后 ICU 治疗 72 小时，转出普通病房后 8 天痊愈出院。术后规律随访至今，患者肝功能良好，未再见肿瘤复发迹象。

【辅助检查】

全血细胞分析（2019-3-19）：WBC 4.56×10^9/L，HGB 171.0 g/L，PLT 161×10^9/L。肝功能（2019-3-19）：ALT 12.1 U/L，AST 17.9 U/L，TBIL 12.3 μmol/L，DBIL 3.8 μmol/L，ALB 45.1 g/L，γ-GT 55.5 U/L，ALP 78.5 U/L，CHE 9273 U/L。凝血功能（2019-3-19）：PT 11.3 s，APTT 34.8 s，HSPT% 99.0%，PT-INR 1.01。肿瘤标志物（2019-3-19）：AFP 2.2 ng/mL，CEA 2.19 ng/mL，PIVKA-Ⅱ 88 mAU/mL。药物浓度：西罗莫司 1.1 ng/mL，FK 5063.0 ng/mL。

【诊断】

肝癌复发；肝移植术后；原发性肝癌 T1N0M0 Ⅰ期。

【治疗】

患者目前肝移植术后恢复良好，生活质量较高，正常生活，逐渐减少免疫抑制剂用量，口服恩替卡韦和肌内注射乙肝免疫球蛋白防止乙肝复发。定期检查血液学指标，注意预防乙肝复发及肿瘤复发。

患者目前二次肝移植术后 6 年，未见肿瘤复发征象。远期预后较好。

病例分析

1. 肝癌肝移植的手术时机选择

肝脏移植已经成为治疗乙肝引起的肝硬化及肝癌的一个重要治疗手段，无论远期预后及患者生活生存质量都优于肝脏切除。肝移植术不仅能完整切除肝脏肿瘤，还可将功能较差的硬化肝组织替换成功能良好的肝脏，理论上是最彻底、最有效的肝癌治疗方法，肝移植能够彻底切除肿瘤、微小转移灶及癌前病变，但手术相对复杂、手术时间长，术后并发症相对较多，且有一部分患者术前已有血行转移及淋巴结转移，而生化及 CT/MRI 等辅助检查未能发现，加上肝移植患者术后需长期服用免疫抑制剂，再加肿瘤患者术后机体免疫力较弱，有可能造成患者免疫系统过度抑制，进而对肿瘤细胞的监视及消灭作用减弱，引起肿瘤细胞逃逸，引起肿瘤快速复发。肝癌患者如何选择治疗方案在临床上也是比较困难的，国际上有很多标准限定了肝癌肝移植的治疗选择，就是为了使晚期肝癌患者尽量不要进行肝脏移植。目前比较公认的标准是米兰标准。米兰标准具体来说就是，单个肿瘤直径不超过 5 cm 或较多发的肿瘤少于 3 个并且最大直径不超过 3 cm，没有大血管侵犯现象，也没有淋巴结或肝外转移的现

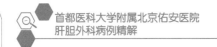

象。这类患者的 5 年生存率在 75% 左右，患者的术后复发率
一般小于 10%。米兰标准有一个缺点就是过于严格，有一部分
可能治愈的肝癌患者会被排除在外。另外，它对肿瘤生物学特
征方面的考虑存在不足，比如说血管侵犯、淋巴转移、肿瘤的
分级还有肿瘤标志物。合理把控肝癌肝移植指征是降低术后复
发率的关键。即使执行最为严格的米兰标准，肝癌肝移植术后
5 年肿瘤复发率也有 4.3%，肝癌肝移植术后复发的常见部位依
次为肺（37.2% ～ 55.7%）、移植肝（37.8% ～ 47.9%）、腹腔
（27.3% ～ 37.7%）和骨（22.3% ～ 25.5%）。肝癌复发后受者
中位生存期仅 10.6 ～ 12.2 个月。主张个体化的低剂量免疫抑
制方案一般可在术后 4 ～ 6 周转换为以西罗莫司为基础的免疫
抑制方案，并联合吗替麦考酚酯或低剂量 CNI。对肝移植后肝
癌复发的受者，建议以西罗莫司为基础的免疫抑制方案。综上
所述，该例患者诊疗经过说明超过米兰标准的肝癌患者行肝脏
移植复发率较高，而对于符合米兰标准的肝癌患者行肝脏移植
预后较好。

2. 再次肝移植的难点

既往曾经接受肝移植手术的患者，再次接受肝移植手术称
为再次移植。肝移植术后肝癌复发也是肝癌患者肝移植术后最
常见的并发症，是引起患者死亡的重要原因。再次肝移植术，
手术和临床处置复杂，技术难度大，患者病情与首次肝移植相
比更严重，另外还存在免疫抑制状态导致的高感染风险，再次
肝移植患者的预后生存比首次肝移植者明显较差。再次肝移植
可分为早期和晚期，对应的适应证存在显著差异。对于早期再
次肝移植来说，主要适应证是移植肝无功能和血管并发症（肝

动脉血栓、门静脉血栓），占一半以上。晚期再次肝移植的适应证主要包括慢性排斥反应、原发病复发、胆道并发症，另外还可见于巨细胞病毒性肝炎、新发自免肝、乙型肝炎再感染和新发乙型肝炎感染所致的移植肝功能衰竭。晚期再次肝移植受体腹腔粘连情况重，组织层次界限不清，因此面临手术时间延长、术中出血和输血量大、手术操作难度增加等诸多问题，对外科手术技术要求更高。病肝切除时面临的周围脏器粘连，肝脏血管解剖分离困难，植入供肝时原移植物血管取舍，胆道重建方式的权衡等问题，都对术者提出很高的技术要求。

3. 该病例的特殊之处

肝癌肝切除术后复发行肝脏移植称为补救性肝移植，在临床上开展的比较多。肝癌肝移植术后复发行再次肝移植的病例数较少，且远期预后较差。而该例患者再次手术后有一个比较好的预后，并且生活质量比较高。提示我们，肝癌肝移植术后肝癌复发，若符合米兰标准，建议应积极再次肝脏移植。

📋 病例点评

对于侵犯门静脉的肝癌患者，其移植术后肿瘤复发风险大大增加，门静脉肿瘤浸润的患者肝移植术后接近一半患者在一年内发生肿瘤复发。血管侵犯是肝癌肝移植术后复发的危险因素。因此，对于肝移植患者应做好相关影像学检查，评估移植手术风险。对于发现血管癌栓者采取移植手术时要充分权衡利弊，慎重考虑，术中谨慎操作，癌栓务必取净。术后应定期复查，严密监测，预防肿瘤复发。必要时给予全身预防性化疗，降低肿瘤复发率。移植术前给患者行全面辅助检查，以及时发现并治疗机体隐患，排除手术禁忌证，做好术前评估。术中谨慎操作，稳扎稳打，不急不躁，严格遵循无瘤原则，减少肝脏搬动、挤压，对存在血管癌栓者保证去癌栓完全彻底，预防肿瘤复发。选择适宜的免疫抑制方案，定期查血药浓度，在保证有效的前提下尽量减少免疫抑制剂的使用。激素的应用应遵循短时、少量原则，尽早停用激素。对于发现的早期复发灶，应选择合适的治疗手段，制定个体化治疗方案。对于单发肿瘤，无明显禁忌证者，应尽早行手术切除。对于多发肿瘤者可给予局部射频消融、肝动脉栓塞化疗、放疗及新型靶向治疗药物索拉菲尼治疗，必要时行二次肝移植手术。

再次肝移植手术成功的关键在于肝脏游离和切取、血管重建及胆道吻合 3 个方面。病肝切除关键在于找准组织间隙，紧贴肝脏被膜游离，避免损伤周围脏器，尽可能保留受体侧血管及胆道。术中尤其注意保护邻近的中空器官，若术中发生医源性消化道漏，处理起来非常困难，且容易造成不可控制的腹腔感染，最终导致手术失败。下腔静脉的重建应尽可能保留更长的受体侧腔静脉，以防止残端过短，同时新的缝合排列应缝入部分原腔静脉袖口，以预防吻合口处出血。当门静脉存在狭窄或血栓时，充分游离门静脉可方便控制出血，进一步寻找并结扎门静脉分流血管有助于提高门静脉血流。肝动脉的重建原则上应切除原吻合口，根据首次肝移植时动脉搭建情况选择合适动脉进行重建。对于受体肝动脉不能使用的，供肝腹腔干与受体脾动脉、肝总动脉与受体腹主动脉吻合亦是可行的办法。胆道吻合方式的选择主要在于受体胆道情况的判断，术前存在明确胆道感染、胆道血运差及吻合有张力时，应行胆管空肠 Roux-en-Y 吻合。

（张海涛　王孟龙）

参考文献

[1] SAM E G, GINO L S, PAUL J G, et al. Systematic review with meta-analysis：sirolimus- or everolimus-based immunosuppression following liver transplantation for hepatocellular carcinoma[J]. Alimentary Pharmacology & Therapeutics，2019，49（10）：1260-1273.

[2] LI Y，RUAN D Y，JIA C C. Surgical resection versus liver transplantation for hepatocellular carcinoma within the Hangzhou criteria：a preoperative nomogram-guided treatment strategy[J]. Hepatobiliary & Pancreatic Diseases International，2017，38：480-486.

[3] 蒋文涛. 再次肝移植进展 [J]. 实用器官移植电子杂志，2019，7（2）：85-86.

[4] 中国医师协会器官移植医师分会，中华医学会器官移植学分会. 中国肝癌肝移植临床实践指南（2018 版）[J]. 临床肝胆病杂志，2019，35（2）：275-280.

病例 21
脾动脉栓塞治疗亲体肝移植术后脾动脉窃血所致小肝综合征

📋 病历摘要

【基本信息】

患者，男，9岁，因"乏力、食欲减退、尿黄1周"以"急性肝功能衰竭，药物性肝损伤、脾大、低蛋白血症、腹腔积液、腹腔感染、肝肾综合征、贫血"收入院。患儿于2009年8月14日无明显诱因出现乏力、食欲缺乏、尿黄，色如浓茶，伴腹胀，精神差，睡眠差，3天后出现发热，自服布洛芬后体温正常，4天后尿黄加深，在当地医院就诊，化验肝功能、凝血等项目，结果显示：ALT 37.9 U/L，AST 171.4 U/L，TBIL 644 μmol/L，DBIL 387 μmol/L，ALB 27.0 g/L，PTA 32%，超声提示肝实质回声弥漫改变，胆囊炎，脾大，腹腔积液，诊

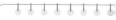
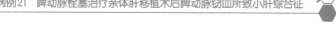

断为急性肝功能衰竭，予以促肝细胞生长素、谷胱甘肽、头孢他啶、呋塞米等保肝、利尿、抗炎治疗，症状无缓解，患者腹胀、尿黄逐渐加重。

【辅助检查】

血常规：WBC 13.59×10^9/L，N%76.3%，HGB 55.0 g/L，PLT 111×10^9/L。肝功能：ALT 40.7 U/L，AST 181.9 U/L，TBIL 811.5 μmol/L，ALB 25.5 g/L。生化：CREA 204.6 μmol/L，UREA 19.67 mmol/L，钾 3.21 mmol/L，钠 131.2 mmol/L，氯 95.7 mmol/L。凝血：PTHS-S 53.2 s，PTHS-% 12%，PTHS-R 4.88 R，PTHS-INR 3.67。

【诊断】

急性肝功能衰竭；药物性肝损害；脾大；低蛋白血症；腹腔积液；腹腔感染；肝肾综合征；贫血。

【治疗】

予以促肝细胞再生、保肝、利尿、抗感染、输血、纠正低蛋白血症及其他对症支持治疗，症状无缓解，患者腹胀、尿黄加重，MELD 评分 24.01。经充分术前准备，于 2009 年 9 月 5 日行亲属活体左半肝肝移植术。术中见肝脏呈结节性硬化改变，大小约 27 mm × 18 mm × 8 mm，脾脏淤血肿大，供肝（左半肝）重约 350 g，移植物重量与受者体重之比为 0.97%，供肝体积与受者标准肝体积之比为 41.07%，术后给予泼尼松、他克莫司抗排异，以及保肝利胆、抗凝、抗感染及营养支持治疗，术后 1 周内每日行超声多普勒检查，检测门静脉及肝动脉血流，每日检测肝功能、凝血等项目。术后第 2 天始腹腔积液引流量逐渐增加，超声检查提示门静脉（左支矢状部）平均流速 59.6 cm/s，流量 3688 mL/min，每百克肝组织门静脉灌流量高达 1053.71 mL/min，肝动脉最大流速 36.3 cm/s，流量 202 mL/min，脾动脉内径 7 mm，最大流速 112 cm/s，流量 1759 mL/min，肝静脉血流通畅。术后 1 周内转氨酶下降缓慢，虽每日输注 20 g 白蛋白但 ALB 水平持续偏低，血小板进行性下降。术后第 7 天始转氨酶大幅上升，术后第 10 天行腹腔动脉造影显示肝动脉较细，血流缓慢，肝内分支显影稀疏、纤细，脾动脉增粗迂曲，实质期脾脏增大增厚，考虑为脾动脉窃血所致"小肝综合征"。遂在脾动脉主干合适位置放置金属弹簧圈一枚（50 mm×8 mm），造影见脾动脉血流明显减少并可见造影剂逆流入肝动脉，脾脏实质染色变淡，肝动脉造影可见较栓塞前明显增粗，血流速度增快，肝内分支显影清晰（图 21-1）。超声检查提示门静脉（左支矢状部）内径 9 mm，平均流速 38.3 cm/s，流量 1183 mL/min，每百克肝组织门静脉灌流量下降至 338 mL/min，肝动脉最大流速 60 cm/s，流量 237 mL/min，行脾动脉栓塞之后腹腔积液逐渐减少，转氨酶迅速下降，血小板、白蛋白上升。

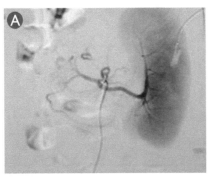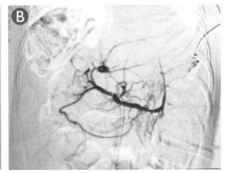

A：术后第 10 天动脉造影显示肝动脉较细，血流缓慢，肝内分支显影稀疏、纤细，脾动脉增粗迂曲，实质期脾脏增大增厚；B：在脾动脉主干放置金属弹簧圈一枚，造影见脾动脉血流明显减少并可见造影剂逆流入肝动脉，脾脏实质染色变淡，肝动脉造影可见较栓塞前明显增粗，血流速度增快，肝内分支显影清晰。

图 21-1　腹腔动脉造影

术后第 4 周复查腹部超声未探及明显腹腔积液，转氨酶（AST、ALT）、血清白蛋白及血小板恢复正常。患者康复出院。

病例分析

肝动脉灌流不足及门静脉高灌注是亲体肝移植术后患者肝功能异常及发生胆道并发症的主要原因之一，而脾动脉窃血（splenic artery steal syndrome，SASS）是导致肝动脉灌流不足及门静脉高灌注的重要因素。所谓脾动脉窃血是指粗大的脾动脉与肝动脉"争夺"腹腔干动脉血流，导致肝动脉灌流不足，肝细胞缺氧，而脾动脉高灌注使脾静脉血流增加，致门静脉过度灌注，最终导致肝细胞及胆管上皮损伤，临床表现为"小肝综合征"相关症状，即肝功能持续异常、顽固性低蛋白血症、腹腔积液、脾功能亢进，但 SASS 并非传统意义上的小肝综合征（small for size syndrome，SFSS）。小肝综合征是指由于供肝重量和体积不足而导致的门静脉高动力灌注性损伤。虽然活体肝移植的供肝大小尚无完全统一的标准，但目前一致认为移植物重量与受者体重之比 0.6% ～ 0.8%、供肝体积与受者标准肝体积之比 30% ～ 40% 可基本满足受体需要。本组 2 例患者移植物重量与受者体重之比分别为 0.82%、0.97%，供肝体积与受者标准肝体积之比分别为 51.28%、41.07%。

文献报道，肝移植术后 SASS 多发生在减体积肝移植和亲体肝移植患者，尤其是术前并发有门静脉高压、脾肿大者，内脏高血流状态及肝体积的相对不足导致门静脉过度灌注性损伤是其发病的病理基础。术后早期常规超声多普勒检查是发现 SASS 的重要手段，本例 SASS 患者术后早期提示门静脉高灌注及其肝动脉灌流不足，脾动脉血流明显大于肝动脉，进一步行腹腔动脉造影证实为 SASS。目前一致认为，血管造影是诊断 SASS 的金标准，其典型表现为肝动脉通畅但血流缓慢，肝内细小动脉充盈延迟，脾动脉扩张，直径＞ 4 mm 或是肝动脉的 1.5 倍，动脉血流快速通过脾动脉使脾实质充盈提前，脾静脉和门静脉同时甚至先于肝动脉显影。本例患者动脉造影提示有明显的脾动脉增粗迂曲，而肝动脉纤细、血流缓慢。

病例点评

SASS 的治疗手段主要有脾切除、脾动脉结扎、脾动脉栓塞及肝动脉—腹主动脉搭桥，而经脾动脉置入金属弹簧圈的脾动脉不全性栓塞是治疗 SASS 较为理想的手段，既可增加肝动脉血供，又不至于造成脾脏梗死，且操作简便，对患者创伤较小，可免于再次手术。本例患者 SASS 采用介入技术经皮行脾动脉栓塞治疗后肝功能迅速恢复正常，小肝综合征得以治愈。

（李传云）

参考文献

[1] AUCEJO F, HASHIMOTO K, QUINTINI C, et al. Splenic artery steal syndrome: Reality or myth? A case report suggesting the role of portal hyperperfusion[J]. Liver Transplantation, 2007, 13（6）: S116-S116.

[2] LO C M, FAN S T, LIU C L, et al. Minimum graft size for successful living donor liver transplantation[J]. Transplantation, 1999, 68（8）: 1112-1116.

[3] KAWASAKI S, MAKUUCHI M, MATSUNAMI H, et al. Living related liver transplantation in adults[J]. Ann surg, 1998, 227（2）: 269-274.

[4] KIUCHI T，KASAHARA M，URYUHARA K，et al. Impact of graft size mismatching on graft prognosis in liver transplantation from living donors[J]. Tranplantation，1999，67（2）：321-327.

[5] BEN-HAIM M，EMRE S，FISHBEIN T M，et al. Critical graft size in adult-to-adult living donor liver transplantation：impact of the recipient's disease[J]. Liver Transpl，2001，7（11）：948-953.

[6] SANYAL R，SHAH S N. Role of Imaging in the Management of Splenic Artery Steal Syndrome[J]. Journal of Ultrasound in Medicine，2009，28（4）：471-477.

[7] UFLACKER R，SELBY J B，CHAVIN K，et al. Transcatheter splenic artery occlusion for treatment of splenic artery steal syndrome after orthotopic liver transplantation[J]. Cardiovasc Intervent Radiol，2002，25（4）：300-306.

[8] BARCENA R，MORENO A，FORUNY J R，et al. Improved graft function in liver-transplanted patients after partial splenic embolization：reversal of splenic artery steal syndrome?[J]. Clinical Transplantation，2006，20（4）：517-523.

[9] TROTTER J F，SUHOCKI P V，CLAVIEN P A. Hypersplenism and splenic artery steal syndrome following hepatic transplantation successfully treated with splenic artery embolization[J]. Hepatology，1997，26（4）：438-438.

[10] MADOFF D C，DENYS A，WALLACE M J，et al. Splenic arterial interventions：Anatomy，indications，technical considerations，and potential complications[J]. Radiographics，2005，25：S191-S212.

[11] UMEDA Y，YAGI T，SADAMORI H，et al. Preoperative proximal splenic artery embolization：a safe and efficacious portal decompression technique that improves the outcome of live donor liver transplantation[J]. Transplant international，2007，20（11）：947-955.

[12] LIMA C X，MANDIL A，ULHOA A C，et al. Splenic artery steal syndrome after liver transplantation：an alternative technique of embolization[J]. Transplantation Proceedings，2009，41（5）：1990-1993.

病例 22
肝移植术后急性化脓性胆管炎

病历摘要

【基本信息】

患者，男，54 岁，主因"上腹痛 2 天，ERCP 取石术后伴少尿 1 天"于 2018 年 12 月 18 日 18：20 由急诊收入我科。

患者于 2 天前无明显诱因出现上腹痛，无恶心、呕吐、发热等不适。疼痛性质为持续性疼痛，阵发性加重，不伴发射性，就诊于当地医院，行血常规及血淀粉酶检查未见明显异常，未予重视，自行返回家中。1 天前，患者腹痛加重，再次就诊于当地医院急诊，体温 38.5 ℃，心率 102 次 / 分，血压 55/30 mmHg，腹部 CT 检查提示胆总管多发结石。

既往史：患者于 9 年前因"肝功能衰竭"在我科行肝移植

术，胆道支架置入术后 7 年，术后恢复顺利，常规抗排斥治疗。无高血压、糖尿病等病史。

【体格检查】

体温 37.5 ℃，脉搏 95 次 / 分，血压 110/50 mmHg [持续泵入去甲肾上腺素 0.5 μg/（kg·min）]，呼吸 25 次 / 分，急性病容，神志尚清，精神较弱。皮肤、巩膜轻度黄染，心（－），双肺听诊散在少量湿性啰音；腹平坦，可见 "人" 字形手术瘢痕，腹软，右上腹轻压痛，无明显压痛及反跳痛。肝、脾肋下未触及，移动性浊音（－）。双下肢不肿，足及小腿皮肤呈花斑样改变。

【辅助检查】

WBC 19×10^9/L，HGB 10 g/L，PLT 10×10^9/L，TBIL 261 μmol/L，Cr 320 μmol/L。急诊行 ERCP 取石术，术程顺利，可取出大量结石，并给予补液、抗感染等对症治疗。术后患者生命体征仍不平稳，血压需大量去甲肾上腺素维持，去甲肾上腺素最大用量为 1 μg/（kg·min），平均动脉压仅维持在 60 mmHg 左右，尿量减少，20 ~ 30 mL/h。现患者为求进一步治疗，收入我科。

【诊断】

急性梗阻性化脓性胆管炎；胆管结石，ERCP 取石术后；感染性休克；多器官功能障碍综合征，急性呼吸窘迫综合征，急性肾损伤，弥散性血管内凝血；肝移植术后。

【治疗】

转入后立即下病危，特级护理，持续多参数心电监护监

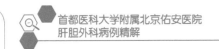

测生命体征。入院后化验检查提示 WBC 11.2×10^9/L，HGB 127 g/L，PLT 14×10^9/L，TBIL 175 μmol/L，AMY 24.9 U/L，Cr 415 μmol/L，PTA 32%，APTT 56 s，D- 二聚体定量 2798 μg/L，PCT > 200 ng/mL，Lac > 20 mmol/L，BNP > 30 000 pg/mL，氧合指数 < 100，考虑患者为急性梗阻性化脓性胆管炎导致感染性休克，并发多器官功能障碍如急性呼吸窘迫综合征（acute respiratory distress syndrome，ARDS）、急性肾损伤（acute kidney injury，AKI）、弥散性血管内凝血（disseminated intravascular coagulation，DIC），立即给予以下措施。①扩容补液抗休克，应用血管活性药物稳定循环，提高平均动脉压，增加肾脏灌注。②机械通气治疗：患者面罩吸氧条件下指氧饱和度维持在 85% ～ 88%，氧合指数持续 < 100，呼吸频率 > 40 次 / 分，喘憋逐渐加重，考虑存在 ARDS，立即行气管插管机械通气治疗，给予适当 PEEP 支持及充分镇静镇痛肌松，并间断肺复张治疗。③加强抗感染治疗：患者入院（第 1 ～ 5 天）均有发热，最高体温 39.5 ℃，应用亚胺培南西司他丁钠 0.5 g，每小时 1 次抗感染治疗（第 1 ～ 8 天），入院留取血培养结果为肺炎克雷伯菌。第 8 天再次高热，痰培养结果回报铜绿假单胞菌，更换抗生素，改为哌拉西林他唑巴坦 4.5 g（每 8 小时 1 次），并行支气管灌洗治疗，支气管灌洗液 DNA 序列测定及培养结果为多重耐药鲍曼不动杆菌（表 22-1），于第 12 天再次更换抗生素为头孢哌酮 – 舒巴坦 3 g（每 8 小时 1 次）+ 替加环素 100 mg（每 12 小时 1 次），体温逐渐恢复正常。④持续床旁血滤治疗：经扩容补液及血管活性药治疗，患者循环趋于稳定，但尿量仍在 20 mL/h 左右，同时肌酐持续升高至 486 μmol/L，为维持循环及内环境稳定，排除代谢产物及炎症因子，于第 2 天行持续床旁血滤治疗，肝素抗凝；第 2 ～ 4 天以正平衡为主，正平衡量逐渐减少，循环趋于稳定；第 4 天停用血管活性药物，尿量逐渐增多；第 5 ～ 7 天以负平衡为主，–1500 ～ –1000 mL/d，第 7 天停血滤，尿量可维持在 3500 ～ 4000 mL/d。⑤治疗 DIC：消除引起 DIC 的基础疾病；肝素治疗用小剂量肝素，每天 1 ～ 2 支；补充 FFP、血小板。⑥四肢末端坏疽（图 22-1）：第 1 天，患者双足、双小腿及双手花斑明显；第 2 天，患者部分足趾及手指尖部出现发紫表现，部分趾间出现破溃，可有脓液渗出；第 4 天，发紫部分逐渐转黑，考虑四肢末端坏疽可能，请血管外科会诊，给予肝素、沙格雷酯抗凝治疗，罂粟碱、前列地尔改善微循环，rt-PA 尝试性溶栓及百多邦局部涂抹。患者病情逐渐好转，第 14 天顺利脱机，第 16 天转入普通病房继续治疗。一般情况良好，血管外科门诊随访。

类型	属			种		
	中文名	拉丁文名	检出序列数	中文名	拉丁文名	检出序列数
G⁻	不动杆菌属	*Acinetobacter*	13 279	鲍曼不动杆菌	*Acinetobacter baumannii*	7761
				医院不动杆菌	*Acinetobacter nosocomialis*	10
G⁻	假单胞菌属	*Pseudomonas*	23	铜绿假单胞菌	*Pseudomonas aeruginosa*	23

表 22-1 支气管镜肺泡灌洗液 DNA 序列测定

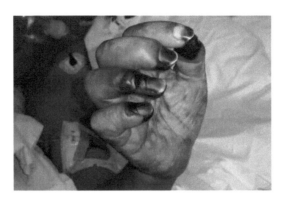

图 22-1　四肢末端坏疽

病例分析

患者肝移植术后 9 年，因胆管结石阻塞出现急性梗阻性化脓性胆管炎，虽经外院急诊行 ERCP 取石成功，但仍出现菌血症（肺炎克雷伯菌）、感染性休克、多器官功能衰竭、ARDS、AKI，考虑与患者长期应用免疫抑制剂引起免疫功能低下有关。给予针对性应用敏感抗生素治疗后体温降至正常，但第 8 天再次高热，痰培养结果回报铜绿假单胞菌，更换抗生素无效，并出现肺炎加重，以及时行支气管灌洗并行 DNA 序列测定，结果为多重耐药鲍曼不动杆菌，更换抗生素后体温正常，提示重症肺部感染患者支气管灌洗液 DNA 序列测定对于病原学诊断及指导抗生素治疗具有决定性意义。

病例点评

患者入院后，感染指标 PCT > 200 ng/mL，提示严重感染；组织灌注指标 Lac > 20 mmol/L，应用大剂量去甲肾上腺素，感染性休克诊断明确，之后血培养阳性提示急性梗阻性化脓性胆管炎继发细菌入血，所幸患者急诊行 ERCP 取石成功，原发感染灶得到控制，所以在 ICU 的有效器官支持下，多器官功能衰竭得到缓解。但患者免疫抑制状态，继发肺部感染，支气管灌洗液的病原微生物 DNA 序列测定起到了关键作用。患者之后出现的四肢末端坏疽是比较少见的，血管外科会诊考虑与 DIC 有关，但因 DIC 引起的四肢末端坏疽有可能最终导致将右手中指及无名指指尖截肢，所以此病例的教训是感染性休克引起 DIC 要加强抗凝治疗及凝血功能的评估，避免血栓栓塞的发生。

（何莉　王鑫　刘晋宁）

参考文献

[1] YIN Z Y，LI B F，ZOU F N，et al. Risk factors of acute kidney injury after orthotopic liver transplantation in China[J]. Scientific Report，2017，7：41555.

[2] WILSON M R，NACCACHE S N，SAMAYOA E，et al. Actionable diagnosis of neuroleptospirosis by next-generation sequencing[J]. N Engl J Med，2014，370（25）：2408-2417.

病历摘要

【基本信息】

患者，女，27岁，主因"皮疹、发热 3 个月，乏力、食欲缺乏 1 个月，尿黄 3 周"于 2010 年 6 月 19 日收入我科。

患者于 3 个月前无明显诱因出现皮疹，伴发热咽痛，2 个月前于外院诊断为"成人斯蒂尔病"，服用"尼美舒利分散片"退热治疗；1 个月前，患者出现乏力、食欲缺乏，伴腹胀、恶心、厌油腻等，并伴有间断餐后呕吐，呕吐物为胃内容物。3 周前出现尿色加深，并出现皮肤、巩膜黄染的表现，遂前往当地医院就诊，化验检查提示 AST 1404 U/L，ALT 1085 U/L，TBIL 147 μmol/L。患者为求进一步治疗，来我院就诊。

既往史：既往体健，无肝病史。

【体格检查】

神志清，精神可；皮肤、巩膜中度黄染；心肺（–），腹平坦，腹软，无压痛、反跳痛，肝、脾肋下未触及，Murphy 征（–），肝区叩击痛（–），移动性浊音（–）；双下肢不肿，神经系统（–）。

【辅助检查】

肝功能（2010-6-16，外院）：AST 1404 U/L，ALT 1085 U/L，TBIL 147 μmol/L。凝血：PTA 64%。腹部 B 超：胆囊腔液性结构消失；胆囊壁增厚。

【诊断】

肝功能异常原因待查，药物性肝损伤可能性大，自身免疫性肝病不除外；成人斯蒂尔病。

【治疗】

第一阶段肝移植术前保守治疗：患者自入院后病情进展迅速，保肝治疗效果欠佳，肝功能及凝血功能持续恶化，行两次人工肝治疗，患者凝血功能一度稳定在 40% ～ 47%，胆红素有所减低。于入院第 21 天出现持续高热，导管血培养结果为溶血性葡萄球菌，更换中心静脉导管，应用替考拉宁 0.4 g，每日 1 次抗感染治疗；感染未控制，病情恶化，同时出现血小板下降，由入院时 97×10^9/L 降至 8×10^9/L，白细胞降至 2.3×10^9/L。考虑白细胞及血小板下降与严重感染引起骨髓抑制有关。肝功能再次恶化，凝血提示不凝集，TBIL 升至 580 μmol/L，并出现肝性脑病。

术前诊断：药物性肝损伤，亚急性肝功能衰竭，肝性脑病；血流感染；骨髓抑制；成人斯蒂尔病。

第二阶段肝移植：外科会诊建议行肝移植手术，患者入院第 42 天行同种异体原位肝移植术，术后返回外科重症监护室。患者术后早期病情危重，出现严重感染、感染中毒性休克、骨髓抑制、急性呼吸窘迫综合征、急性肾损伤等并发症。治疗主要分为：A. 呼吸机支持治疗：患者术后早期由于感染存在 ARDS，应用机械通气，间断肺复张，术后前两日 PEEP 维持在 15 cmH$_2$O，患者氧合及胸片逐渐好转，术后第 3 天逐渐降低呼吸机条件，术后第 6 天是脱机试验，术后第 9 天充分评估后顺利脱机。B. AKI 及循环支持治疗：术后循环不稳定，应用去甲肾上腺素 0.8 μg/（kg•min）维持血压，尿量＜15 mL/h，肌酐 263 μmol/L，给予持续床旁血滤（continuous renal replacement therapy，CRRT）治疗，稳定循环，维持内环境稳定，去除炎症因子等。术后第 1～4 天适当正平衡，去甲肾上腺素用量逐渐减量，液体正平衡量逐渐减少。第 4 天停用血管活性药，第 5 天液体开始负平衡，每日 500～1000 mL 不等。循环趋于稳定，肾功能逐渐恢复，第 7 天停止血滤治疗，尿量 3000～3500 mL/d。C. 抗感染治疗：根据术前培养结果，术后起始应用亚胺培南西司他丁钠 0.5 g（每 6 小时 1 次）+替考拉宁 0.4 g（每日 1 次），第 3～13 天间断有发热，体温波动在 37.5～39 ℃（在行 CRRT、应用糖皮质激素预防排斥反应情况下）。术后前 3 天病原学结果回报：①痰培养：嗜麦芽寡氧单孢菌、屎肠球菌（万古霉素、替考拉宁、利奈唑胺敏感）。②真菌 G 试验：96 pg/mL（术前 5 pg/mL）。③血 CMV-DNA：

4.62×10^5/mL（术前血 CMV-DNA 阴性）。第 3 天根据药敏试验更换抗生素，抗感染方案为头孢哌酮舒巴坦 3 g（每 8 小时 1 次）、利奈唑胺 600 mg（每 12 小时 1 次）、更昔洛韦 0.25 g（每 12 小时 1 次），以及伏立康唑 200 mg（每 12 小时 1 次），应用 3 天后体温无明显下降，仍间断有发热。第 7 ～ 8 天，更换中心静脉导管，同时血培养结果回报为山羊葡萄球菌（耐甲氧西林），抗感染方案调整为舒普深 3 g（每 8 小时 1 次）、万古霉素 1000 mg（每 12 小时 1 次）、更昔洛韦 0.25 g（每 12 小时 1 次），效果明显，第 11 ～ 13 天体温降至正常、逐渐停用抗生素。D. 骨髓抑制的治疗：患者术前即存在骨髓抑制的可能，术后也一直存在三系减少的表现，且输注血小板治疗效果较差。手术下台 PLT 18×10^9/L，有严重的出血倾向（患者术后第 1 天有消化道出血，经积极治疗出血已控制）；每日输 1 ～ 2 U PLT，PLT 维持在（6 ～ 20）$\times 10^9$/L；WBC 偏低，间断给予粒细胞集落刺激因子，WBC 维持在（2.26 ～ 7.81）$\times 10^9$/L；患者无出血，但血色素偏低，间断补充红细胞，血色素维持在 70 ～ 85 g/L。第 7 天血 CMV-DNA 明显升高，考虑 CMV 感染，应用更昔洛韦 0.25 g，每 12 小时 1 次抗 CMV 感染，血液科专家会诊考虑 CMV 感染引起的特发性血小板减少性紫癜可能，应用丙种球蛋白 20 g，每日 1 次，冲击 5 天，效果不明显。于第 11 天行骨髓穿刺。骨髓穿刺结果：骨髓增生活跃，M：E = 3.77：1，粒系早、中阶段比例增高，其他阶段比例大致正常、红系晚红比例稍低，全片巨核细胞 11 个，以颗粒型为主，涂片可见零星血小板。随着感染控制全身情况好转，于术后 15 天三系逐渐升高，血小板逐渐上升至 31×10^9/L；术后第 18 天，WBC 6.9×10^9/L，HGB 92 g/L，PLT 68×10^9/L（表 23-1）。之后肝功能平稳恢复，转入普通病房继续治疗。

出院诊断：药物性肝损伤，亚急性肝功能衰竭，肝性脑病；血流感染；肺部感染；巨细胞病毒感染；急性肾损伤；骨髓抑制；成人斯蒂尔病。

表 23-1 血常规变化

抗生素	日期	白细胞计数（$\times 10^9$）	血小板计数（$\times 10^9$）
更换中心静脉 + 万古霉素	6月19日（入院）	7.6	215
	7月29日（术前）	2.3	8
	7月31日（术后1天）	2.6	52（术中5 U）
	8月2日（术后3天）	3.2	20（1 U）
	8月7日（术后8天）	2.6	6（2 U）
	8月10日（术后11天）	3.7	19（1 U）
	8月11日（术后12天）	6.8（停 G-CSF）	27（1 U）
	8月14日（术后15天）	7.5	47
	8月17日（术后18天）	6.9	68

病例分析

患者因药物性肝损伤、亚急性肝功能衰竭，在肝病内科积极保肝治疗并行两次人工肝治疗后，肝功能有所恢复，但出现中心静脉导管相关性血流感染，导致肝功能恶化，内科保守治疗失败。肝病患者易出现感染，而因感染引起肝功能恶化是肝病患者肝功能衰竭常见的诱因。

患者术前病情危重，肝移植术后出现多器官功能障碍，包括肺部感染、ARDS，给予持续呼吸机辅助通气，早期间断给予肺复张、较高 PEEP 维持肺泡开放，氧合情况改善较快，结合胸片表现，说明肺部感染并不严重（痰培养：嗜麦芽寡氧单胞菌、屎肠球菌），且对高 PEEP 反应好；ARDS 原因考虑主要是肝移植手术、术中出血、血流感染引起的肺外源性 ARDS。但患者持续严重的骨髓抑制术后逐渐加重，由于患者行 CRRT 时有明显降温作用，掩盖了血流感染的特征性表现——突发高热，之后的血培养阳性及停止 CRRT 后的高热证实血流感染，拔除中心静脉导管及应用万古霉素后血小板明显升高，证实骨髓抑制原因是中心静脉导管相关性血流感染，提示危重患者不明原因的病情恶化一定要警惕导管相关性血流感染。

📋 病例点评

　　患者亚急性肝功能衰竭经内科积极治疗疗效不佳，并出现严重混合性感染伴有血小板减少，只能行肝移植，随着移植术后肝功能的恢复、感染逐渐得以控制、全身情况好转、骨髓造血功能恢复、血小板数目上升。患者血小板减少是因严重感染引起的急性造血停滞所致。

　　由此可见，感染是急性肝功能衰竭的常见问题，虽然严重感染是肝移植的禁忌证之一，但急性肝功能衰竭是病情恶化的主要矛盾，肝移植＋积极抗感染治疗是打破急性肝功能衰竭合并严重感染互为加重因素的恶性循环的有效手段。

　　　　　　　　　　　　　　　（何莉　王鑫　刘晋宁）

参考文献

[1] MANDELL G L，BENNETT J E，DOLIN R. Mandell，Douglas，and Bennett's principles and practice of infectious diseases[M]. 7th ed. Philadelphia，PA：Churchill Livingstone，2010，3839-3850.

[2] CHOW J K，WERNER B G，RUTHAZER R，et al. Increased serum iron levels and infectious complications after liver transplantation[J]. Clin Infect Dis，2010，51：e16-e23.

病例 24
肝移植术后多器官功能衰竭

病历摘要

【基本信息】

患者，女，54岁，主因"肝病史8年余，皮肤、巩膜黄染4个月"于2013年3月27日12：00收入我院。

患者于8年前无明显诱因自觉乏力，我院结合病史及自生抗体检查诊断为原发性硬化性胆管炎，4个月前无明显诱因出现皮肤、巩膜黄染，浓茶色尿，未诊治。2个月前出现腹胀，伴有间断干咳、胸闷、发热，体温最高38 ℃，入院后接受保肝、退黄、抗感染治疗，体温降至正常，但肝功能无明显改善，胆红素持续升高，凝血酶活动度下降，出现肝性脑病表现，肾功能不断恶化，并出现上消化道出血，为求肝移植入院。

笔记

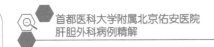
既往史：平素健康状况良好。否认传染性疾病史。否认高血压、心脏病、糖尿病及其他非传染性疾病史。

【体格检查】

神志清，精神差，慢肝体征（＋），皮肤、巩膜重度黄染，心脏检查未见异常，双肺呼吸音粗，右下肺呼吸音低，腹肌软，压痛可疑，反跳痛（－），移动性浊音（＋），肠鸣音正常，双下肢无水肿，扑击征（－）。

【辅助检查】

肝脏 MRI 增强扫描（2013-3-8）：肝硬化，脾大，侧支循环形成，腹腔积液，影像表现符合原发性硬化性胆管炎。

【诊断】

原发性硬化性胆管炎；肝硬化（失代偿期）；食管胃底静脉破裂出血；脾功能亢进；腹腔积液、腹腔感染；肝性脑病；肝肾综合征。

【治疗】

患者入院后完善相关检查，并完善术前准备，于 2013 年 3 月 27 日 15：50 至 2013 年 3 月 28 日 00：20 接受同种异体原位肝移植术。手术过程顺利，术中出血 2400 mL，输血浆 1400 mL、红细胞 2000 mL、血小板 2 U，术后带气管插管返 SICU。术后诊断同术前。

术后给予患者呼吸机辅助通气及各项支持治疗，但患者病情急剧恶化，在术后第 1 天至第 3 天先后发生严重感染及多器官功能障碍，具体表现如下。①呼吸系统：患者胸片提示肺部炎症，气道内可吸出大量黄色脓性痰液，呼吸机维持高通气条件，但氧合指数始终＜ 200，严重肺部感染与急性呼吸窘迫综合征诊断成立。②循环系统：患者需要应用大剂量升压药物维持血压，诊断考虑感染性休克。③肾脏：患者血肌酐持续上升，尿量＜ 0.5 mL/（kg•h），持续时间超过 24 小时，考虑感染性休克所致急性肾损伤。④神经系统：患者术后持续深度昏迷状态，神经内科会诊诊断为代谢性脑病，行气管切开术。针对以上问题，术后在原有支持治疗基础上加用了持续床旁血滤、肺复张、丙种球蛋白等其他支持治疗，以维持患者生命体征。与此同时，重点开始针对感染进行治疗。

患者术后最初抗感染方案为亚胺培南西司他丁钠 0.5 g（每 6 小时 1 次）＋替考拉宁。术后第 3 天患者痰培养回报结果为鲍曼不动杆菌（只对多黏菌素敏感），同时患者之前持续发热（体温波动于 38.5 ～ 39 ℃），且降钙素原持续升高（9.8 ～ 31 ng/mL），故而更改抗感染方案为亚胺培南西司他丁钠 0.5 g（每 6 小时 1 次）＋替加环素 100 mg（每 12 小时 1 次）。经过此方案治疗，患者病情一度缓解，在应用血滤治疗的情况下体温有所下降。

术后第 7 天，患者再次出现寒战、高热，不能排除导管源性感染，故而更换中心静脉导管，行血培养，并更改抗生素方案为亚胺培南西司他丁钠 0.5 g（每 6 小时 1 次）＋万古霉素（首剂 1 g，后续 0.5 g，每日 1 次）。后血培养回报表皮葡萄球菌，且患者高热消退，病情好转，故而在术后第 14 天停用万古霉素，抗生素单用亚胺培南西司他丁钠。

患者复查胸片，仍提示肺部感染，痰培养为嗜麦芽假单胞菌＋鲍曼不动杆菌，更改抗生素方案为头孢哌酮舒巴坦钠 3 g（每 6 小时 1 次），盐酸米诺环素 100 mg（每 12 小时 1 次），以及复方新诺明。至术后第 28 天，检查结果提示肺部感染完全恢复，停用抗生素。

与此同时，患者意识良好，肌力稍差（3～4级），氧合良好，肾功能恢复，脱离呼吸机支持与血滤，转入普通病房治疗。普通病房治疗早期病情尚可，后患者因气管切开处堵管、停止吸痰，且自身咳痰困难，出现肺部分泌物坠积，再度发生严重肺部感染（图24-1），继而诱发急性肾功能损伤。患者再次转入 SICU 治疗，给予持续血滤，替代肾功能治疗，给予与俯卧位排痰，减少气道分泌物坠积（图24-2），同时开始第二波抗感染治疗。

感染来源于肺部，纤支镜检查见大量黄色黏痰，充分吸痰，同时送痰培养，结果提示耐甲氧西林的金黄色葡萄球菌＋鲍曼不动杆菌，应用抗感染方案为利奈唑胺 600 mg（每12小时1次），头孢哌酮舒巴坦钠 3 g（每6小时1次），以及盐酸米诺环素 100 mg（每12小时1次）。应用此方案 5 日后，患者出现血小板下降，同时出现气道出血，考虑利奈唑胺与其他药物联合作用所致血小板较少及出血倾向，遂停用利奈唑胺及其他影响血小板数量药物，更改抗感染方案为万古霉素 0.5 g（每12小时1次），头孢哌酮舒巴坦钠 3 g（每6小时1次），以及盐酸米诺环素 100 mg（每12小时1次），后随着患者肾功能逐步恢复，万古霉素剂量增加至 1 g（每12小时1次）。

经过以上抗感染治疗，患者肺部感染逐步控制，撤除万古霉素，保留头孢哌酮舒巴坦钠＋盐酸米诺环素，转入普通病房治疗，并顺利出院。

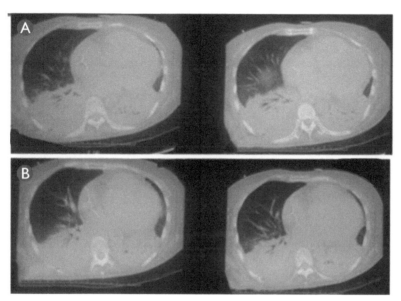

图 24-1　患者转入普通病房后再度出现严重肺部感染

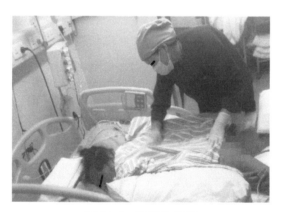

图 24-2　俯卧位排痰

出院主要诊断：原发性胆汁性胆管炎；肝硬化（失代偿期）；食管胃底静脉破裂出血；脾功能亢进；腹腔积液，腹腔感染；肝性脑病；肺部感染；急性呼吸窘迫综合征；感染性休克；肝肾综合征；急性肾损伤。

病例分析

患者在术后第 1 天至第 3 天先后发生严重感染及多器官功能障碍，特别是神经系统，患者术后持续深昏迷状态，神经内科会诊诊断为代谢性脑病，行气管切开术。反复出现肺部感染及中心静脉导管相关性血流感染，经积极控制感染，患者转出 SICU。但患者转入普通病房后治疗气管切开处堵管、停止吸痰，因肌力较差、咳痰困难，出现肺部分泌物坠积，再度发生严重肺部感染，继而诱发急性肾功能损伤。患者再次转入 SICU 治疗，行胸部 CT 检查提示双下肺坠积性肺炎，考虑长期卧床出现分泌物坠积，根据患者的具体情况，我科护理团队给予俯卧位排痰并给予支气管镜吸痰，培养结果提示金黄色葡萄球菌遂给予利奈唑胺，但出现血小板下降，同时出现气道出血，考虑为利奈唑胺所致血小板较少及出血倾向，更改抗感染方案为万古霉素后患者病情好转，转出 SICU。

病例点评

该患者在我院行肝移植术后在 SICU 住院时间最长，大约 3 个月，究其原因，首先，术前半年我院外科已建议患者行肝移植，但患者拒绝；此次肝移植术前患者病情明显加重出现腹腔感染、体温明显升高、消化道出血，行急诊肝移植，术前条件差、术后病情必然很重，由此可见如符合肝移植指征，应尽快行肝移植手术，一味拖延会导致病情恶化，给肝移植围手术期的治疗带来很大困难。其次，患者肌力较差，气管切开转出 SICU 后，仍出现堵管，导致无法有效排痰，出现肺部感染及器官衰竭再次转入 SICU，经支气管镜吸痰及俯卧位排痰，肺部感染才得以控制，提示危重患者气管切开后的堵管时机把握非常重要。最后，对于金黄色葡萄球菌抗生素的选择，一定要注意利奈唑胺减少血小板的副作用，尤其是同时应用有骨髓抑制作用的免疫抑制剂，特别容易引起血小板下降。

（金伯旬　王鑫　刘晋宁）

病例 25
肝移植术后真菌感染

病历摘要

【基本信息】

患者，男，49 岁，主因"肝病史 20 年余，间断腹胀、乏力半年余"于 2008 年 11 月 24 日 11：00 收入我院。

患者于 20 余年前因腹胀、纳差就诊于当地医院，查乙肝表面抗原阳性，肝功能异常，诊断为"急性黄疸型肝炎，乙型"，经保肝对症治疗后好转出院。此后未复诊。1 年余前因腹胀、下肢水肿、尿黄于抚顺市某医院就诊，查肝功能轻度升高，HBV-DNA 0.225×10^5 IU/mL，腹部超声提示腹腔积液，诊断"肝炎肝硬化、乙型、代偿期，腹腔积液"，给予保肝、利

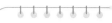

尿治疗，未行抗病毒治疗。2 个月余前于当地医院行腹部 CT 检查提示肝硬化伴多发结节，脾大，门静脉栓子，建议行脾切＋断流术。1 个月余前再次出现发热，双下肢水肿，于沈阳某医院住院治疗，予替比夫定抗病毒及中药保肝治疗，评估有肝移植指征，好转后出院。此次为行肝移植术来我院，门诊以"肝炎肝硬化"收入我科。

既往史：既往体健，对"去痛片"过敏。否认外伤、手术、输血史。否认乙肝家族史。

【体格检查】

神清，慢性肝病面容，皮肤、巩膜轻度黄染，肝掌及蜘蛛痣（＋），心肺查体（－），腹膨隆，腹壁未见静脉曲张，压痛（＋），反跳痛（－），肝肋下未触及，脾肋下 5 cm，肝区叩痛（＋），移动性浊音（－），双下肢无水肿。NS（－）。

【辅助检查】

ALT 36.3 U/L，AST 60.1 U/L，TBIL 2.3 μmol/L，ALB 32 g/L，PTA 64%。腹部增强 CT 提示肝硬化，脾大，门静脉、脾静脉增宽，食管胃底静脉曲张，门静脉及肠系膜上静脉栓子。

【诊断】

肝炎肝硬化（失代偿期），乙型；腹腔积液，腹腔感染；脾功能亢进；门静脉栓子。

【治疗】

患者入院后完善常规检查，胃镜提示食管胃底静脉曲张，予保肝、抗感染、利尿等对症治疗后，腹腔感染控制，腹腔积液消退，肝功能好转。患者于 2008 年 12 月 3 日转入外科，完

153

善术前评估，心肺功能良好，MELD 指数 9.3，有手术指征，于 2008 年 12 月 9 日全麻下行同种异体原位肝移植术，手术过程顺利。术后给予头孢哌酮舒巴坦预防感染，抗病毒、保肝、补液、抑酸、免疫抑制剂抗排异等对症治疗。患者术后 1 周病情稳定。

患者于 2008 年 12 月 16 日突发高热，体温最高 38.9 ℃，伴腹泻、水样便、咳嗽、黄痰，查体双肺呼吸音低，左肺可闻及湿性啰音，腹软，无压痛、反跳痛。复查血常规 WBC 由 8.88×10^9/L 升至 22.24×10^9/L，NE% 90.9%，PLT 35×10^9/L。血气分析提示 pH 7.445，PO_2 73.3 mmHg。便常规未见红、白细胞，胸部 CT 提示双肺内可见大小 8 ～ 24 mm 多发类圆形团片状实变影，左上肺病灶相互融合呈大片状，右下肺局部膨胀不全，内可见支气管影。诊断双肺炎症，右肺局限性肺不张，双侧胸腔积液。T 细胞亚群：$CD3^+$ 29，$CD4^+$ 18。结合上述化验检查考虑免疫功能降低引起肺部感染，故停用免疫抑制剂，加用胸腺肽及丙种球蛋白，请感染科会诊，结合影像学检查，考虑金葡菌感染可能性大，亦不除外真菌感染，调整抗生素为亚胺培南西司他丁钠＋万古霉素＋伊曲康唑，覆盖球菌、杆菌及真菌，加强营养支持，进一步完善血培养及痰培养明确病原学诊断。2008 年 12 月 19 日，患者腹泻好转，仍有高热、咳嗽、黄痰、喘憋，请某医院呼吸科会诊，结合化验检查考虑肺曲霉菌感染可能性大，多次痰菌抗酸染色阴性，结合影像学，排除结核感染。故根据上述结果调整抗生素为伏立康唑 0.4 g（每 12 小时 1 次前二剂），后续 0.2 g（每 12 小时 1 次，静脉滴注）；利奈唑胺 0.6 g（每 12 小时 1 次）；亚胺培南西司他丁钠 0.5 g（每日 4 次，静脉滴注）抗感染治疗。2008 年 12 月 21 日患者体温高峰较前无明显下降，痰液转为白色黏痰，复查血常规 WBC 降至 $11.03 \times 10^9/L$，NE% 91.4%，PLT $82 \times 10^9/L$。血气分析氧分压升至正常。胸部 CT 双肺内大小不等实变影增大至 8 ～ 31 mm，双肺内可见多发斑片模糊影及磨玻璃密度影。亚胺培南西司他丁钠降级为头孢曲松 2 g，每日 1 次，静脉滴注，抗感染治疗，余抗生素未调整。2008 年 12 月 30 日患者体温逐渐下降至 37.8 ℃，咳少量白色稀薄痰液，双肺湿性啰音较前明显减少，复查血常规 WBC $4.24 \times 10^9/L$，NE% 80.6%，肝功能及凝血象稳定。胸部 CT 较 2008 年 12 月 21 日无明显变化，利奈唑胺应用近 2 周，停用。2008 年 12 月 31 日患者体温再次升至 38.2 ℃，考虑感染控制不完全，抗生素再次升级为亚胺培南西司他丁钠联合伏立康唑，治疗 1 周后患者体温恢复正常，无明显咳嗽、咳痰，血常规恢复正常（WBC $5.77 \times 10^9/L$，NE% 68.4%，PLT $101 \times 10^9/L$），T 淋巴细胞亚群 CD3$^+$ 300，CD4$^+$ 193。复查胸部 CT（2009-1-8）较前明显吸收，停用亚胺培南西司他丁钠，伏立康唑改为口服 200 mg，每 12 小时 1 次。患者多次痰标本及血液标本培养未见阳性病原菌，经抗感染保肝等治疗肝功能及凝血指标恢复良好，病情平稳，于 2009 年 2 月 5 日出院。2 个月后复查胸部 CT（2009-3-6）提示双肺病灶较前明显吸收，大部分病灶遗留少许纤维条索，少部分病灶范围明显缩小，继续口服伏立康唑至 24 周。

患者此后定期（每 2 个月）复查肝功能、血生化，凝血恢复良好，乙肝五项 2、4、5 阳性。复查胸部 CT（2009-6-1）：双肺尖可见少许纤维索条影，相邻胸膜轻度肥厚，余肺纹理清晰，肺内未见异常密度改变。

患者体温变化、血常规白细胞变化、血气氧分压变化、肺部感染前后 CD4$^+$ T 淋巴细胞对比见图 25-1 至图 25-4。

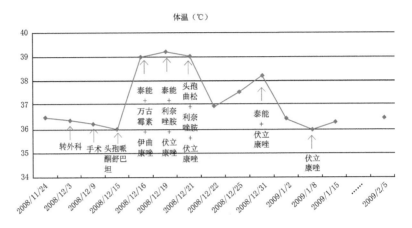

图 25-1　患者体温变化趋势

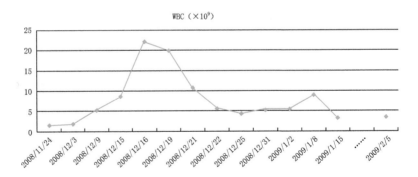

图 25-2　患者血常规白细胞变化趋势

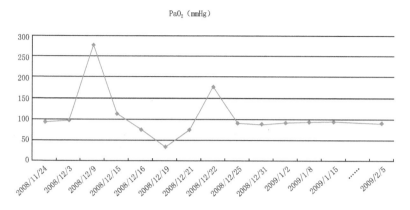

PaO₂（mmHg）

图 25-3　患者血气氧分压变化趋势

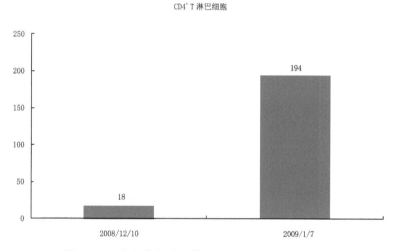

CD4⁺ T 淋巴细胞

图 25-4　患者腹部感染前后 CD4⁺ T 淋巴细胞对比

病例分析

　　感染是肝移植术后常见而又严重的并发症。该患者于术后 1 周突发高热，结合化验检查，不难做出感染的诊断，但具体的感染部位及病原菌则需要进一步明确，考虑到感染与该患者的低免疫状态有关，因此经验上按照混合感染处理，进行了

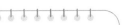
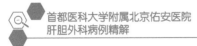
全面覆盖，但必须尽快明确病原菌并降阶梯治疗。影像学诊断特异性也不是很强，根据某医院呼吸科的会诊意见，治疗重点集中在肺部曲霉菌，并取得了一定疗效，但通过治疗的反应，确定其是以真菌感染为主的混合感染，并取得了很好的治疗效果。曲霉菌感染应序贯治疗，疗程较长，症状恢复较快，影像学表现也逐步好转。另外，这种移植术后的严重感染，尤其是在低免疫状态的感染，在治疗中不但要重视药物的选择，还要同时注意减低甚至停用免疫抑制剂，加强肠内营养等综合治疗。

这个病例中，患者术前有慢性肝病，多次住院治疗，合并腹腔感染，抗生素暴露较长，都埋下了术后感染的种子；术后常规应用免疫抑制剂造成的低免疫状态使本应高发于术后 1 个月以后的曲霉菌感染提前发生；低免疫状态下的感染，机体抵御机制较差，形成影像学典型的空洞也比较少见，曲霉菌肺炎常表现为浸润影或结节影。需要说明的是，实体器官移植术后的 GM 试验敏感性较低（不足 40%），应予以警惕。

病例点评

肝移植围手术期感染一直是影响肝移植术后生存的重要因素，术后受体死亡原因中 50% ～ 90% 与感染有关，占所有死因的首位。失代偿期肝硬化及肝功能衰竭患者的终末期经常已发生多器官功能不全、腹腔积液、腹腔感染、全身感染等同时合并免疫功能低下。术后感染是肝移植患者最常见的严重并发症，发生率为 30% ～ 59%，术程较长（≥ 600 分钟）、ICU 住院时间过长（≥ 6 天）、术前 Child-Pugh 分级为 C 级、术后早期应用免疫抑制剂尤其是大量糖皮质激素、大型手术、术中大量出血及输注血制品、术后多器官功能缓慢恢复、呼吸机及持续肾替代治疗的使用等均为发生感染的高危因素。

术后早期细菌感染较常见，与手术及术前状态有关，而真菌感染多发于术后 1 个月，与早期免疫抑制剂使用有关。术后常规预防治疗细菌感染的同时，也不要忽视真菌感染，其通常的发生时间为（术后）：念珠菌 15 天至 2 个月、曲霉菌 1～3 个月、卡氏肺孢子虫 1～6 个月、隐球菌 4～6 个月，但术前已处于低免疫状态或合并真菌感染的患者，真菌感染会提前。

肝移植术后的真菌感染常见的是：① 念珠菌血症，一般与血管内留置导管有关，一旦诊断，应尽快拔除导管应用氟康唑或棘白菌素类抗真菌药；② 曲霉菌肺炎，诊断和治疗相对困难，伏立康唑治疗效果相对较好，但应警惕其肝毒性及对免疫抑制剂浓度的影响；③ 卡氏肺孢子虫肺炎，要应用复方新诺明治疗，可联用棘白菌素类，但对于呼吸衰竭症状严重者，激素治疗比较重要；④ 隐球菌性脑膜炎，比较容易被忽略，有时发现较晚，但国内隐球菌的流行病学特点是以敏感株为主。

（郭娜　王鑫　刘晋宁）

病例 26
肝移植术后序贯性器官功能衰竭

病历摘要

【基本信息】

患者，男，53 岁，主因"肝癌切除术后 5 个月"于 2016 年 6 月 22 日以"肝癌切除术后"由门诊收入我院。

患者于 5 个月前在体检时发现肝右叶占位，行肝癌切除术，近期复查发现肝癌复发，为行进一步诊疗入院。

既往史：高血压病史 7 年余。

【体格检查】

神志清楚，慢性肝病面容，肝掌及蜘蛛痣（＋），心肺查体未见特殊异常。腹部平坦，右上腹可见既往手术瘢痕，移动性浊音（−），未触及肿大肝、脾，腹部无明显压痛及反跳痛，双下肢无水肿。神经系统查体未见明显异常。

【辅助检查】

肝脏 MRI 增强扫描：肝癌切除及介入术后，病灶周围及肝内多发灌注异常，残余或复发灶可能；肝硬化，脾大，少量腹腔积液。

【诊断】

原发性肝癌；肝癌切除术后；乙型肝炎肝硬化（失代偿期）；脾大、脾功能亢进；腹腔积液少量。

【治疗】

第一次入 ICU 经过：患者接受同种异体原位肝移植术。供体肝脏病理提示"肝实质 30%～40% 肝细胞大泡性脂变，点灶状坏死易见"（图 26-1）。手术过程顺利，术中出血 3600 mL，术后带气管插管返 SICU。术后 ALT 2800 U/mL，AST 6200 U/mL。给予患者呼吸机支持、补液及营养支持治疗，并给予抗生素预防感染治疗，患者意识逐步恢复，移植肝脏功能逐步好转，但患者肌酐水平逐步升高，且早期尿量偏少。为纠正患者肾功能不全，给予充分补液、增加肾脏灌注、利尿剂等治疗，且暂未应用 FK506，以避免肾脏毒性，同时暂且脱离呼吸机以确保充分氧合。经过以上治疗，患者尿量有所增加，但患者肌酐依然进行性升高，肾功能不全未能纠正。与此同时，患者 BNP 逐步升高，呼吸机条件亦不断调高，而患者氧合指数则不断下降。至术后第 7 天，患者 BNP 升至 11 000 pg/mL，呼吸机呼气末正压升至 15 cmH$_2$O 高水平，而氧分压仅为 90 mmHg（氧合指数 150），胸片提示双肺透过度差，为急性呼吸窘迫综合征表现（图 26-2）；与此同时，患者出现发热，最高体温为 38.3 ℃。
由于病情急剧恶化，患者于术后第 7 天开始接受持续床旁血滤
治疗，同时继续高参数呼吸机支持治疗，更改抗生素方案为亚
胺培南西司他丁钠 0.5 g（每 6 小时 1 次），环丙沙星 0.4 g（每
12 小时 1 次），卡泊芬净 50 mg（每日 1 次），并行痰培养检查
（表 26-1）。经过连续 7 天血滤脱水治疗，患者 BNP 逐步下
降，患者氧合指数逐步改善，呼吸机条件逐步下调。在术后第
9 天，痰培养结果提示洋葱博克霍尔德杆菌，根据药敏结果
调整抗感染方案为美罗培南 1 g（每 8 小时 1 次），卡泊芬净
50 mg（每日 1 次）。经过以上治疗，至术后第 13 天患者氧合
指数大于 300，达到脱机条件，顺利脱离呼吸机，同日暂停血
滤治疗，于术后第 28 天转出 SICU 至普通病房。

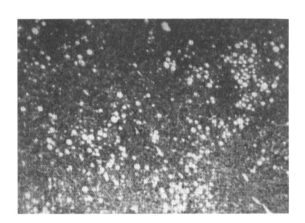

图 26-1　供体肝脏病理

第二次入 ICU 经过：患者转出 SICU 后早期病情尚平稳，
但于转出后第 20 天出现呼吸困难、端坐呼吸，伴有血性黏
痰，体温最高 39 ℃，心率 130 次 / 分，血压 190/110 mmHg，
血氧分压 63 mmHg，床边胸片（图 26-3）提示双肺透过度
低，大片渗出表现，以右下肺为重，转入 SICU 治疗。转入

笔记

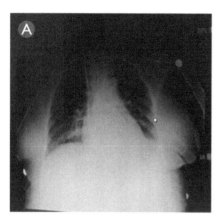 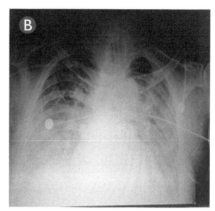

图 26-2　术后第 1 天胸片（左侧），术后第 7 天胸片（右侧）

表 26-1　患者术后第 1 至第 7 天容量情况、氧合情况与感染情况

	第 1 天	第 2 天	第 3 天	第 4 天	第 6 天	第 7 天
液体平衡（mL）	2500	1500	1000	750	0	-1000
呋塞米（mg）	160	160	80	80	80	血滤脱 3600
尿量（mL）	800	1500	1800	2100	2400	600
肌酐（μmol/L）	101	273	439	563	655 血滤？	745 上血滤
BNP（pg/mL）	2200	5300	6500	9000	9300	11 000
氧合指数	> 300	> 300	260	220	200	150
感染情况及抗生素使用情况	PCT 20 μg/L，头孢哌酮舒巴坦钠	发热 37.5 ℃，头孢哌酮舒巴坦钠 + 替加环素		PCT 1.5 μg/L		发热 38.3 ℃，PCT 4.5 μg/L，亚胺培南西司他丁钠 + 环丙沙星 + 卡泊芬净

后 BNP 检查大于 20 000 pg/mL，不能排除急性左心衰所致心源性肺水肿，行持续床旁血滤治疗，连续治疗 9 天，共脱水 36 000 mL，患者呼吸困难得到显著缓解，血性黏痰消失（表 26-2）。转入后检查见患者降钙素原为 6，考虑严重革兰阴性杆菌感染，经验性更改抗感染方案为亚胺培南西司他丁钠 0.5 g（每 6 小时 1 次），替加环素 50 mg（每 12 小时 1 次），

卡泊芬净 50 mg（每日 1 次）。抗感染同时多次行痰培养与血培养。后痰培养结果提示溶血性葡萄球菌（3 次）、洋葱博克霍尔德杆菌；血培养提示溶血性葡萄球菌；真菌培养阴性。根据以上结果调整抗感染方案为美罗培南 1 g（每 8 小时 1 次），利奈唑胺 600 mg（每 12 小时 1 次）。经过抗感染治疗，患者体温恢复正常，降钙素原短暂波动最终降至接近正常水平（0.34 ng/mL）。

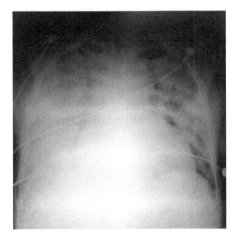

图 26-3　转出 ICU 后第 20 日床旁胸片

表 26-2　再次转入监护室后患者容量、氧合情况与乳酸水平

天数	1 天	2 天	3 天	4 天	5 天	6 天	7 天	8 天	9 天
脱水（mL）	-4400	-12 000	-6800	-6200	-6800	-5000	-3100	-2400	-400
尿量（mL）	-1900	-2200	-2100	-3000	-2100	-900	-1700	-2300	-2700
入量（mL）	1440	4870	4150	4650	5600	2510	4380	2760	3600
负平衡（mL）	-5300	-9800	-5100	-5000	-3400	-3900	-930	-2700	-160
BNP（pg/mL）	20 000	16 000	16 000	7300	6600		4200		4400
氧分压（mmHg）	63	77	89	111	87	65	84	68	80
乳酸（mmol/L）	0.76	0.9	1.5	1.3	0.8	1.3	0.4	2.3	1.8

经过以上血滤脱水及抗感染治疗，患者急性左心衰、心源性肺水肿和感染得到有效控制，转入监护室后 10 天复查胸部 CT 见双肺团块与斑片影较前明显消退。患者于 SICU 治疗 19 天后再次转入普通病房治疗，顺利出院。

出院诊断：原发性肝癌；肝癌切除术后；急性肾衰竭；急性呼吸窘迫综合征；急性左心衰；心源性肺水肿；肺部感染，血流感染。

病例分析

患者肝移植术后早期 ALT 2800 U/mL，AST 6200 U/mL，意识恢复比较慢，到第 6 天神志逐渐恢复，肌酐依然进行性升高，这些表现均与供肝脂肪变有关，供体肝脏病理提示"肝实质 30% ～ 40% 肝细胞大泡性脂变，点灶状坏死易见"，边缘供肝造成肝移植术后肝功能恢复延迟，继发 I 型肝肾综合征，而 SICU 为了保肾避免 CRRT 治疗，给予液体正平衡，导致 ARDS 肺水肿继而出现肺部感染，出现序贯性器官功能衰竭，最后通过机械通气、CRRT 及有效抗感染治疗，患者器官功能恢复，转出 SICU。

患者肾功能一直未恢复正常，转到普通病房后，出现发热、尿量减少及出现呼吸困难、端坐呼吸，伴有血性黏痰，BNP 检查大于 20 000 pg/mL，考虑急性左心衰所致心源性肺水肿，行持续床旁血滤治疗，连续治疗 9 天，共脱水 36 000 mL，患者呼吸困难得到显著缓解，血性黏痰消失。第二次入 SICU 原因主要是心源性肺水肿，主要以积极 CRRT 脱水治疗，因非 ARDS 而未行机械通气。

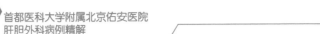

病例点评

　　该患者治疗经过呈现典型的肝移植术后序贯性器官功能衰竭表现，肝移植术后早期因肝功能恢复延迟，继发Ⅰ型肝肾综合征，此时应积极行 CRRT 治疗保证液体平衡及毒素清除，但患者尿量尚可，结果 CRRT 未能及时进行，导致肺水肿继发感染，出现 ARDS，由于治疗选择不慎造成多器官功能衰竭，最后通过机械通气、CRRT 及有效抗感染治疗，患者器官功能恢复。第二次入 SICU 仍然是因为普通病房对于肾功能不全特别是合并感染患者容量控制不佳，造成液体过负荷，出现肺水肿；对于肺水肿原因判断为心源性而非 ARDS，所以治疗选择以积极 CRRT 脱水治疗，未行机械通气。

　　由此病例可见肝移植术后 CRRT 的时机把握及控制液体平衡的重要性。

（金伯旬　王鑫　刘晋宁）

病例 27
肝移植术后供体源性感染

病历摘要

【基本信息】

患者，男，59岁，主因"肝病史10余年，乏力、腹胀、尿黄3月余"由门诊收入院。

患者于10余年前因乏力、纳差就诊于当地医院，化验检查提示乙肝表面抗原阳性，肝功能异常，诊断为"病毒性肝炎，乙型"，未规律治疗。3个月前自觉乏力、腹胀、尿黄，就诊于当地医院，化验提示肝功能异常，胆红素进行性升高，凝血功能异常，PTA 40%左右，诊断"慢加亚急性肝功能衰竭；肝炎肝硬化（失代偿期），乙型；腹腔积液"，给予保肝、退黄、利尿、支持治疗3个月，肝功能无明显好转，且腹腔积

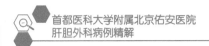

液、腹腔感染较前加重。为行进一步诊疗，门诊以"慢加急性肝功能衰竭；肝炎肝硬化（失代偿期），乙型"收入我科。

既往史：既往体健，2 型糖尿病病史 10 年，规律口服降糖药物，血糖控制较好。否认高血压、心脏病病史。否认外伤、手术、输血史。

【体格检查】

神志欠清，轻度嗜睡，慢性肝病面容，皮肤、巩膜重度黄染，肝掌及蜘蛛痣（＋），心肺查体（－），腹膨隆，脾肋下 5 cm，肝区叩痛（＋），移动性浊音（＋），双下肢无水肿。

【辅助检查】

外院 CT 检查提示右肺中叶肺不张。外院腹部超声：脾大；慢性胆囊炎；胆囊结石。外院胃镜检查提示：食管胃底静脉曲张。

患者入院完善检查，血常规：WBC 3.7×10^9/L，HGB 78 g/L，PLT 56×10^9/L。肝功能：ALT 13.6 U/L，AST 62.1 U/L，TBIL 394.9 μmol/L，ALB 27.1 g/L，血氨 111 μg/dL。肾功能：Cr 87.3 μmol/L。凝血功能：PTA 29%。MELD 指数 16 分。胸片未见明显异常。

【诊断】

慢加亚急性肝功能衰竭，肝病脑病Ⅰ期；肝炎肝硬化（失代偿期），乙型，食管胃底静脉曲张，脾大，脾功能亢进，腹腔积液，腹腔感染；2 型糖尿病；慢性胆囊炎；胆囊结石；肺不张。

【治疗】

行同种异体原位肝移植术，术中出血 2400 mL，术后返回 SICU。术后早期恢复较好，第 2 天脱离呼吸机，呼吸循环稳定，未应用血管活性药物，术后抗感染方案为头孢哌酮舒巴坦钠 3 g，每 8 小时 1 次，降钙素原由 16 ng/mL 降至 3 ng/mL，术后第 4 天复查胸片提示肺炎可能，下台血 NGS 和血培养均阴性，转入普通病房。

术后 5 ～ 7 天出现发热、轻度喘憋症状，体温波动在 38 ～ 39 ℃，听诊双肺啰音，腹部切口愈合欠佳，可见混浊腹腔积液渗出。化验提示，白细胞波动在（3.4 ～ 5.2）× 10^9/L，降钙素原升至 22 ng/mL，术后连续送检血培养、腹腔积液培养、痰培养，术后第 6 天血培养、第 9 天痰培养、第 12 天腹腔积液培养结果均为耐碳青霉烯的肺炎克雷伯杆菌，与供体肝脏保存液培养结果一致（表 27-1），考虑为供体源性感染。术后 2 周，肝功能基本恢复正常，但感染未能完全控制，逐渐出现呼吸衰竭表现，行气管插管，呼吸机支持通气，化验 GM 试验（＋），调整抗感染方案为亚胺培南西司他丁钠 0.5 g（每 6 小时 1 次）＋替加环素 100 mg（每 12 小时 1 次）＋磺胺 1 片（每日 2 次）＋伏立康唑 200 mg（每 12 小时 1 次）。

患者术后腹腔引流管及切口处持续有黄色混浊液体流出，间断存在发热症状，腹腔积液培养同样为耐碳青霉烯肠杆菌（carbapenem resistant enterobacter，CRE），考虑腹腔感染未能得到控制，于术后 17 天行剖腹探查，术中可见腹腔内大量脓性分泌物，将包裹性积脓彻底清除干净后返回 SICU。患者体温、血常规、感染指标逐渐恢复正常，腹腔引流清亮，但患者

表 27-1 培养结果

行号	中文名		结果
□1	肝移植Ⅰ期保存液普通培养	肝移植……	肺炎克雷伯氏菌
项目内容		结果	
阿米卡星（……		> 32	耐药
阿莫西林 /……		> 16/8	耐药
氨苄西林		> 16	耐药
氨苄西林 /……		> 16/8	耐药
氨曲南		> 16	耐药
头孢唑林		> 16	耐药
头孢吡肟		> 16	耐药
头孢噻肟		> 32	耐药
头孢他啶		> 16	耐药
氯霉素		8	敏感
环丙沙星		> 2	耐药
庆大霉素		> 8	耐药
亚胺培南（……		> 8	耐药
左旋氧氟沙星		> 8	耐药
美洛配能		> 8	耐药
莫西沙星		> 4	耐药
哌拉西林 /……		> 64/4	耐药
四环素		4	敏感
复方磺胺		≤ 0……	敏感
替加环素		16 mm	敏感

整体状态较差，精神差，间断出现昏睡状态，自主呼吸弱，考虑短期内无法脱机拔管，术后 22 天行气管切开术，呼吸机辅助通气。

肝移植术后 4 周，感染得到控制，患者意识逐渐转清，可脱离呼吸机，经气管切管自主呼吸。痰、腹腔积液培养仍为 CRE，GM 试验转阴。术后 1 个月痰培养结果为嗜麦芽寡氧单胞菌，根据培养结果改用头孢哌酮舒巴坦 3 g，每 8 小时 1 次。调整抗感染方案后 3 天，再次出现发热症状，呼吸困难，重新连接呼吸机辅助通气，应用呼吸机期间出现左侧气胸，行胸腔闭式引流，但气胸进展为脓胸（图 27-1），胸腔积液培养结果为耐碳青霉烯的肺炎克雷伯杆菌，抗感染方案改为替加环素 50 mg（每 12 小时 1 次），磷霉素 4 g（每 8 小时 1 次），并反复行胸腔穿刺闭式引流清除感染灶，后患者体温逐渐正常，间断脱机，神志清楚，精神好转，逐渐加强康复训练强度，全肠内营养支持，转出监护室，复查胸片恢复正常（图 27-2），术后 70 天出院。

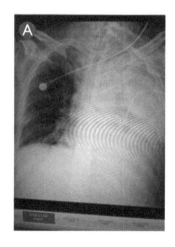
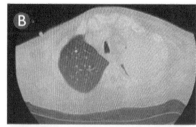
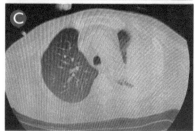

图 27-1　脓胸

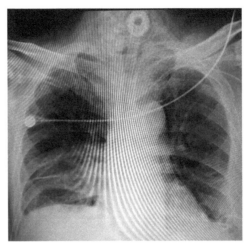

图 27-2　脓胸治愈

出院诊断：

慢加亚急性肝功能衰竭，肝性脑病Ⅰ期；肝炎肝硬化（失代偿期），乙型，低蛋白血症，食管胃底静脉曲张，脾大，脾功能亢进，腹腔积液，腹腔感染；呼吸衰竭；肺部感染；肺不张；气胸；脓胸；急性肾功能不全；泌尿系统感染；贫血（重度）；血流感染；2 型糖尿病；慢性胆囊炎；胆囊结石。

病例分析

患者肝移植术后前 4 天恢复良好，但之后出现发热、混浊性腹腔积液、降钙素原升至 22 ng/mL，术中供肝保存液培养为耐碳青霉烯的肺炎克雷伯杆菌，之后血培养、痰培养、腹腔积液培养均为 CRE，证实为供体源性感染（donor derived infection，DDI），而且出现腹腔、肺、血液及胸腔（气胸继发脓胸）的多部位 CRE 感染，目前国内外报道供体源性感染的 CRE 死亡率在 50% ～ 70%，所幸处理及时，积极清除感染灶（开腹探查冲洗及多次胸腔闭式引流），根据 CRE 的治疗原则，应用以替加环素及磷霉素为主的联合抗生素治疗最终挽救了患者。

病例点评

　　器官移植的供体以前来源于司法途径的死刑犯供体，自 2015 年起全面进入公民死亡器官捐献时代，供体由原来的健康人群（死刑犯）变为经过 ICU 住院的脑死亡或心脏死亡的 ICU 患者。这必然会带来新的问题和挑战：供体源性感染，其诊断标准为：①确证感染，即供、受体检测出相同病原菌；②怀疑感染，即供体同源的两个或两个以上受体（肝、肾）检测出相同病原菌（认为来源于供体）。在供体源性感染的病原中以 CRE 最为棘手，患者死亡率非常高，主要在于原有王牌抗生素（碳青霉烯）无效，CRE 毒性强、致高热、极易蔓延引发多部位感染。本例患者为典型的供体源性的 CRE 感染，通过积极外科清除感染灶及应用以替加环素为主的联合抗生素治疗，配合长疗程（2 周以上）抗生素治疗的方案，取得了良好效果。该病例治疗方案为供体源性的 CRE 感染治疗提供了宝贵的经验。

（许瀛　王鑫　刘晋宁）

参考文献

[1] 中华医学会器官移植学分会, 中国医师协会器官移植医师分会 . 中国公民逝世后捐献供器官功能评估和维护专家共识（2016 版）[J]. 中华移植杂志（电子版），

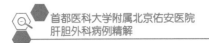

2016，10（4）：145-151.

[2] YE Q F，ZHOU W，WAN Q Q. Donor-derived infections among Chinese donation
after cardiac death liver recipients[J]. World J Gastroenterol，2017，23（31）：
5809-5816.

[3] MULARONI A，BERTANI A，VIZZINIG，et al. Outcome of transplantation using
organs from donors infected or colonized with carbapenem-resistant gram-negative
bacteria[J]. Am J Transplant，2015，15（10）：2674-2682.

[4] ALTMAN D R，SEBRA R，HAND J，et al. Transmission of methicillin-resistant
Staphylococcusaureus via deceased donor liver transplantation confirmed by whole
genome sequencing[J]. Am J Transplant，2014，14：2640-2644.

病例 28
肝移植术后结核感染

📋 病历摘要

【基本信息】

患者，男，51岁，主因"肝病史2余年，乏力、腹胀1年余"以"酒精性肝硬化"由门诊收入院。

患者于2年前无明显诱因出现乏力、肢体稍倦，可坚持体力工作，轻度腹胀，于我院就诊治疗，化验提示肝功能异常，行腹部CT检查提示：肝硬化；脾大；腹腔积液；肝囊肿；胆囊炎；胆囊结石。根据患者病史及辅助检查结果考虑为酒精性肝硬化（失代偿期），给予患者保肝、利尿等对症治疗，腹腔积液减少出院。1年前上述症状逐渐加重，于多家医院就诊治疗，腹胀、乏力、顽固性腹腔积液等症状均无明显改善，此次

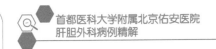
为行进一步治疗来我院就诊。患者自发病以来精神可，食量减少，睡眠无改变，大小便正常，体重无变化。

既往史：平素健康状况一般，否认糖尿病史。高血压病史4年，最高 180/120 mmHg，规律服用降压药物硝苯地平缓释片每日 3 次，每次 1 片，血压控制在 130/80 mmHg 左右，慢性肾功能不全病史 1 年，规律服用利尿药物。5 个月前诊断肺结核，服用利福喷丁胶囊 0.45 g（每周 2 次），乙胺丁醇 0.75 g（每日 1 次），左氧氟沙星 0.1 g（每日 2 次治疗），连续治疗 3 个月，复查结核杆菌转阴。否认心脏病病史。否认外伤、手术、输血史。否认性病史，否认过敏史。

吸烟 30 年，日均吸烟 10 支，饮酒 30 年，主要饮高度酒，每周 7 次，每日约 500 g，戒酒 2 年。

【体格检查】

神志清楚，精神可，慢性肝病面容，皮肤、巩膜轻度黄染，肝掌及蜘蛛痣（+），心肺查体（-），腹膨隆，蛙状腹，腹软，全腹无压痛、反跳痛，肝肋下未触及，脾肋下 3 cm，肝区叩痛（-），移动性浊音（+），双下肢无水肿。NS（-）。

【辅助检查】

患者入院完善常规检查，血常规：WBC 3.4×10^9/L，NEUT% 66%，HGB 112 g/L，PLT 115×10^9/L。肝功能：ALT 1.9 U/L，AST 14.4 U/L，TBIL 20.8 μmol/L，ALB 32.9 g/L。肾功能：CR 132.6 μmol/L，eGFR 53.15 mL/（min•1.73 m^2），电解质正常。凝血功能：PT 13.2 s，PTA 75%，APTT 40.5 s；Child-Pugh 评分 B 级 8 分，MELD 指数 6 分。

心脏彩超提示二尖瓣少量反流，EF% 62%，肺功能正常，心电图无异常。胸片未见明显异常。电子胃镜：食管胃底静脉曲张。腹部超声：脾大，肝囊肿。

【诊断】

酒精性肝硬化（失代偿期）；门脉高压症；食管胃底静脉曲张；脾大；脾功能亢进；顽固性腹腔积液；慢性肾功能不全；高血压，3 级；肝囊肿。

【治疗】

根据患者病史及辅助检查，明确诊断：酒精性肝硬化（失代偿期）、顽固性腹腔积液。予患者保肝、利尿、降门脉压治疗，行腹腔穿刺置管引流，减轻腹内压，缓解症状。评估认为内科保守治疗无效，具备肝移植手术指征，完善术前检查及评估。

入院后第 7 天，行同种异体原位肝移植术（经典），术程 5 小时 40 分钟，手术顺利，术后应用头孢哌酮舒巴坦 3 g（每 8 小时 1 次）抗感染治疗，免疫抑制方案为他克莫司每次 1mg（每日 2 次）。术后恢复顺利，第 2 天脱机拔管，肝功能平稳恢复，他克莫司加量至每次 2mg，每日 2 次。呼吸循环稳定，复查胸片未见异常，动态监测肝血流超声满意，术后 1 周激素使用方案为 120 mg－80 mg－60 mg－40 mg－40 mg－20 mg，口服。术后腹腔引流通畅，淡红色，每日引流量 1500～2000 mL，T 管引流胆汁每日 300～400 mL，予患者补充胶体、利尿，维持出入量平衡治疗，患者恢复良好，术后第 4 天转回普通病房。

患者术后无发热表现，血常规及降钙素原结果均波动在正常范围，每日腹腔引流量无明显减少，予患者补充蛋白、利

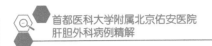
尿、降门脉压对症处理，效果不明显。术后第 5 天，保存液培养结果回报：鲍曼不动杆菌。调整抗生素方案为：头孢哌酮舒巴坦 3 g（每 8 小时 1 次），替加环素 100 mg（每 12 小时 1 次），并间断留取血、痰、腹腔积液、胆汁培养。术后第 6 天，患者胆红素较前上升，胆汁减少，并出现发热表现，每日复查肝血流超声无异常，考虑排斥反应可能，他克莫司加量至 3 mg，每日 2 次。术后第 8 天起，胆汁量增多，肝功能平稳下降，每日间断出现发热症状，通常低于 38.5 ℃，予患者物理降温即可降至正常范围。腹腔积液量仍较多，未见出血表现，予以利尿控制腹腔积液。

术后 9 ~ 14 天，患者持续存在发热症状，体温波动在 36.2 ~ 38.6 ℃，白细胞不高，降钙素原升至 2.13 ng/mL，肝功能恢复良好，考虑不排除移植物抗宿主病（graft versus host disease，GVHD）可能，无呼吸道感染症状，无腹部异常体征，复查胸片可见少量胸腔积液，腹部超声未见明显异常，腹腔积液量较前无明显减少。因患者术前存在反复腹腔感染，考虑腹腔感染可能性大，再次留取腹腔积液培养，术后第 14 天调整抗感染方案为：亚胺培南西司他丁钠 0.5 g（每 6 小时 1 次），万古霉素 1 g（每 12 小时 1 次），卡泊芬净 50 mg（每日 1 次）全面抗感染治疗。调整抗感染方案后，患者体温有所下降，仍有低热表现，且仍存在大量腹腔积液，术后 18 天，胆汁培养结果为溶血不动杆菌，腹腔积液培养结果为藤黄微球菌、人葡萄球菌。复查 G 试验不高，保留亚胺培南西司他丁钠，万古霉素调整为利奈唑胺 300 mg，每 12 小时 1 次，停用卡泊芬净。继续留取相关培养，未再出现阳性结果回报，但患者仍有间断低热表现，合并中至大量腹腔积液，偶有腹部不适。

术后 4 周复查腹部超声，肝脏及血流未见异常，合并大量腹腔积液。复查腹部 CT 提示，腹膜后及肠系膜周围多发小淋巴结。患者半年前诊断肺结核，规律治疗后已停药，不排除术后结核复发或潜伏性结核感染转为活动性结核感染可能，行 T-SPOT 检测结果回报为：MCL-INF（T）21.25 pg/mL；MCL-INF（N）2.0 pg/mL；T-N 1925 pg/mL。考虑患者存在结核性腹膜炎可能，加用莫西沙星 0.4 g（每日 1 次），乙胺丁醇 0.75 g（每日 1 次），异烟肼 0.3 g（每日 1 次）抗结核治疗。用药后 1 周内患者发热症状逐渐消失，术后 35 天腹部超声提示腹腔积液大量，术后 40 天患者恢复良好出院，坚持抗结核治疗。术后 52 天复查提示腹腔积液中量，术后 65 天复查提示腹腔积液少量，术后 83 天复查未见腹腔积液。

病例分析

肝移植术后病情往往比较复杂，该患者术后发热长期干扰临床判断，但并不是所有的发热都是感染，尤其是各种病原学免疫学指标不支持时，也很难做出感染的诊断，待供、受体细菌学培养出多种病原菌，结合长期大量顽固腹腔积液等临床症状，感染的诊断才真正明确；患者术前大量腹腔积液，但术后腹腔积液是感染还是手术相关回流障碍也需鉴别；免疫抑制剂的应用也是一个复杂的课题，免疫抑制不足及免疫抑制过度往往难有明确界限，早期发热伴肝功能波动、胆汁减少考虑为排斥反应，后期发热但肝功能正常又不能排除 GVHD 可能；直到 T-SPOT 阳性结果回报，结合腹部影像学表现术前结核病史及术后各种异常情况治疗结果，结核的诊断才逐步露出水面。

通过这个病例，既提醒我们在移植术后的患者诊治中，一定不要忽视结核等特殊感染的可能性，也要求我们在诊疗工作中丰富经验，对移植术式、移植感染、移植免疫等多种复杂临床状况了如指掌，以便抽丝剥茧，抓住主要临床主线，精准施治。

病例点评

结核仍然是严重的全球性传染病，在世界不同国家和地区肝移植患者中，活动性结核发病率为 0.5% ～ 3.5%；国内报道肝移植术后结核发病率为 0.92% ～ 1.62%。

本中心 942 例成人首次肝移植统计显示，结核发病率为 1.81%，这与 ABO 血型相容不相同、合并 CMV 感染、急慢性肾功能不全等关系密切，当然也与免疫抑制剂的应用、结核杆菌暴露史、合并其他细菌、真菌及病毒感染有关。临床表现包括发热、咳嗽、咳痰及头痛、胸痛、腰痛、盗汗、体重下降等，均不典型、不特异。影像学表现包括斑片影、结节影、实变影、条索影及胸腔积液，均非典型表现。病原学及免疫学检测阳性率低，IGRA（γ 干扰素释放实验）诊断价值较好。

治疗上应避免使用肝损伤较大的药物如异烟肼、利福平等，可改用对氨基水杨酸异烟肼和利福喷丁；喹诺酮类、亚胺培南西司他丁及利奈唑胺等抗生素兼具抗结核作用，可予选用；乙胺丁醇等可以安全使用。在没有发生排斥反应和抗结核药物不良反应的前提下，抗结核药物应尽可能足量、足疗程。

该患者术前有结核病史，且疗程偏短；术前存在肾功能不全；术后应用大量免疫抑制剂；胆汁、腹腔积液培养出多种细菌；IGRA 检测阳性。虽然诊治过程曲折，但最终及时确定诊断并开始治疗，取得了良好疗效。

鉴于此，本中心加强了结核的诊疗防治工作：术前供受体进行 IGRA 筛查，检验科及病理科也开展了结核菌的 PCR 检测；供体完善影像学检查，警惕胸腹腔钙化结节，术前、术后动态观察其变化；对于存在结核高危因素者应多加留意；对于确诊及高度疑诊者，选用肝毒性较小的药物，足量、足疗程，尽早开始抗结核治疗；与胸科医院建立了长期的临床及科研联系。

（许瀛　王鑫　刘晋宁）

参考文献

[1] 许瀛，臧运金，林栋栋 . 肝移植合并结核感染的诊疗进展 [J]. 肝胆胰外科杂志，2017，29（3）：260-264.

[2] 许瀛，刘晋宁，林栋栋，等 . 肝移植术后结核感染患者临床特征及危险因素分析 [J]. 北京医学，2018，40（10）：916-921，926.

病例 29
肝移植术后急性移植物抗宿主病

病历摘要

【基本信息】

患者，男，67岁，主因"肝移植术后1个月，皮疹伴发热3天"入院。

1个月前患者因"原发性肝癌"行同种异体原位肝移植术，术后病理：低分化肝细胞癌，脉管内癌栓，肝组织呈乙肝后静止性肝硬化改变。术后早期恢复良好，无不适主诉。给予免疫抑制、保肝、利胆、抗凝、抗病毒等治疗，免疫抑制剂方案：他克莫司 3 mg（每12小时1次），吗替麦考酚酯 0.75 g（每12小时1次），醋酸泼尼松龙 20 mg（每日1次）抗乙肝病毒；恩替卡韦 1 粒（每日 1 次）；乙肝免疫球蛋白 400 IU（肌内注射，每周 2 次）；华法林 1.25 mg 抗凝（每日 1 次，口服）。入院前 3 天患者无明显诱因出现皮疹，为红色散在斑丘疹，部分融合成片，压之退色，无明显瘙痒，首先累及前胸及腹部，后逐渐向头颈部及四肢扩散，手、足皮肤未见皮疹，伴有发热，体温波动在 37.6 ～ 40.0 ℃，无畏寒、寒战、盗汗，经过抗感染后仍然持续高热，需要间断退热治疗，入院前 1 天前患者出现全血细胞下降，以白细胞下降最早、最明显，由 6.6×10^9/L 下降至 0.08×10^9/L，每日给予粒细胞刺激因子 1 ～ 2 支，皮下注射，无明显好转，WBC 下降 2 ～ 3 天后出现 PLT 下降，由 230×10^9/L 下降至 1×10^9/L，给予 IL-11 注射并间断输血小板后效果不佳，同时 HGB 由 109 g/L 下降至 39 g/L，间断输红细胞治疗，HGB 仍持续下降。

【体格检查】

生命体征平稳，头颈、胸腹和四肢皮疹（散布的红斑和丘疹），大部分皮疹整合成薄片，胸、腹部为著，皮肤无破溃，无脱屑，局部皮肤温度正常（图 29-1）。腹部外形平坦，伤口愈合良好，全腹柔软，无腹肌紧张，全腹无压痛、反跳痛，肠鸣音正常，移动性浊音（－）。T 管引流通畅，胆汁为黄褐色清亮液体，每日量 400 ～ 600 mL。

【辅助检查】

血常规：WBC 0.29×10^9/L，NEUT 0.15×10^9/L，HGB 39 g/L，PLT 1×10^9/L。肝肾功能：ALT 21.4 U/L，AST 1.1 U/L，TBIL 14.3 μmol/L，DBIL 5.6 μmol/L，ALB 30.6 g/L，Cr 40.7 μmol/L。凝血：PT 14.5 s，PTA 68 %，INR 1.29。

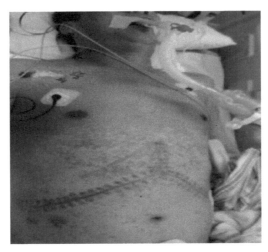

图 29-1　肝移植术后急性移植物抗宿主病皮疹

血培养：人表皮葡萄球菌。胆汁培养：人表皮葡萄球菌、莫拉菌属某些种、屎肠球菌。痰涂片：正常菌群，未见真菌孢子，未见抗酸杆菌。

EBV 及 CMV 病毒抗体（－）。外周血淋巴细胞嵌合率：供体来源 T 淋巴细胞占 42%。

腹部皮肤活检：皮肤及皮下组织，表皮过度角化及角化不全，角化不良，基底层及真皮浅层少量淋巴细胞浸润，局灶基底成见大疱形成。结合临床考虑急性移植物抗宿主病（acute graft versus host disease，aGVHD）（图 29-2）。

【诊断】

急性移植物抗宿主病；肝移植术后；胆系感染；肺部感染；消化道出血。

【鉴别诊断】

（1）药物疹：发病前有用药史，以解热镇痛药、抗生素类、磺胺类药物最为常见，皮疹类型多样，多为全身性、对称

184

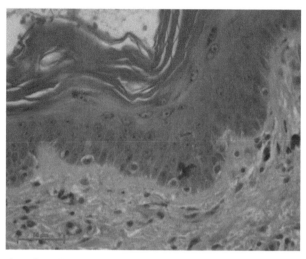

表皮角化过度，真皮浅层血管周围淋巴细胞浸润，基底细胞空泡变性、液化，细胞角化，真皮浅层色素沉着。

图 29-2　肝移植术后 aGVHD 皮肤病理

性，且瘙痒明显，通常停药后药疹好转或消退，该患者术后用药种类多，但多为常用药，药疹少见，停用大部分药物之后，皮疹无好转。此外，该患者同时出现全血细胞下降，伴有消化道症状，病理为 aGVHD 相对特异性表现，结合临床，药物疹可排除。

（2）带状疱疹：多为机体抵抗力下降时出现，多沿肋间神经分布，也可以沿颈神经或腰骶部神经分布，疼痛明显，皮疹多为水疱，疱液清亮。该患者皮疹为红色斑丘疹，无疼痛表现，非沿神经分布，可排除带状疱疹。

（3）CMV 感染：成人 CMV 感染与免疫功能低下有关，可有发热、皮疹、肝功能损伤等临床表现。该患者肝移植术后，处于免疫抑制状态，为 CMV 感染高危人群；但该患者肝功能基本正常，同时出现消化道出血表现，应用更昔洛韦治疗无效，与 CMV 感染不符合，目前不考虑 CMV 感染。

【治疗】

（1）患者转入 ICU 病房，单独隔离，严格限制探视者的数量，由特定的护士专人护理。

（2）免疫抑制剂减量，他克莫司 3 mg（每 12 小时 1 次），吗替麦考酚酯 750 mg（每 12 小时 1 次），醋酸泼尼松龙 10 mg（每 12 小时 1 次），之后他克莫司减为 0.5 mg（每 12 小时 1 次），停用吗替麦考酚酯及醋酸泼尼松龙。

（3）加用甲泼尼龙琥珀酸钠 40 mg，连用 2 天，静脉注射。

（4）巴利昔单抗分别于确诊 aGVHD 后第 1、第 4、第 7 天应用 3 次，每次 20 mg，静脉推注。

（5）根据药敏结果调整抗生素，住院期间给予亚胺培南西司他丁钠 0.5 g（每 6 小时 1 次），万古霉素 1 g（每 12 小时 1 次），卡泊芬净 50 mg（每日 1 次，静脉滴注），复方磺胺甲噁唑 50 mg（每 12 小时 1 次，口服），抗感染治疗后，发热持续无缓解。

（6）注射用人免疫球蛋白 10 g，连用 10 天，静脉滴注。

（7）重组人粒细胞刺激因子 75 μg，皮下注射，每日 2 次，重组人白介素 -11 1.5 mg，每日 1 次。

（8）肠内营养 / 肠外营养。患者消化功能正常时，进普食，加用肠内营养，因治疗过程中患者腹泻明显，不能耐受肠内营养，改为全肠外营养。

（9）间断补充红细胞、血小板。

患者确诊 aGVHD 后 26 天，开始出现消化道出血，以黑便为主，每日 1 ～ 3 次，每次 20 ～ 100 mL 不等，伴有 HGB 进行性下降，经过止血治疗后出血无改善，心率及血压逐渐下降，最后临床死亡。

📋 病例分析

肝移植术后 aGVHD 是少见且危及生命的并发症之一，发病率为 0.1% ～ 2%，而死亡率则高达 85%，尚无统一的诊断标准，主要依靠临床表现、外周血淋巴细胞嵌合率和病理活检进行诊断。文献报道高热、皮疹、腹泻和全血细胞下降可全部出现，也可以只出现其中一种或几种症状，这与发病缓急和病程长短有关。

淋巴细胞嵌合率是诊断的重要指标，但尚无统一的标准，需要结合病理检查来诊断，通常取皮肤组织活检，也可通过肠镜检查取活检（最敏感、特异性最强），上皮细胞凋亡是相对最具有特征性的表现；爆米花细胞或爆炸的隐窝细胞由于容易出现假阳性，且并发症多，通常采用皮肤活检，主要注意的是 aGVHD 病理学特征并不是特异性，诊断前需排除其他病因。

aGVHD 尚无统一的治疗方案，死亡率极高，类固醇是治疗 aGVHD 的一线用药，80%aGVHD 患者以类固醇或类固醇联合其他免疫抑制剂作为初始治疗药物，通过抑制炎症反应来降低淋巴细胞的活性，降低靶器官损伤，但感染是 aGVHD 的主要死亡因素，而类固醇可能增加感染的发生率，因此类固醇的应用往往受限。本例患者在治疗过程中出现肺部感染、胆系感染，而最终的死亡原因为消化道出血。

📋 病例点评

肝移植术后 aGVHD 的诊断标准尚不统一，其中外周血淋巴细胞嵌合率在诊断中具有重要作用。一些研究者认为，当淋

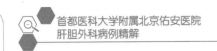

巴细胞嵌合性＜1% 时，供体淋巴细胞和受体淋巴细胞可以共存；淋巴细胞嵌合率＞1% 时，可诊断 aGVHD。有报道认为淋巴细胞嵌合率＞10% 时诊断价值更高。病理活检很重要，虽然不具有特征性，但其意义在于证实了供体来源的淋巴细胞使受体组织产生了组织学改变。

（赵晓飞　林栋栋）

参考文献

[1] CHAN E Y，LARSON A M，GERNSHEIMER T B，et al. Recipient and donor factors influence the incidence of graft-vs.-host disease in liver transplant patients[J]. Liver Transplantation，2007，13（4）：516-522.

[2] PERRI R，ASSI M，TALWALKAR J，et al. Graft vs. host disease after liver transplantation：a new approach is needed[J]. Liver Transplantation，2007，13（8）：1092-1099.

[3] FEITO-RODRIGUEZ M，DE LUCAS-LAGUNA R，GOMEZ-FERNANDEZ C，et al. Cutaneous graft versus host disease in pediatric multivisceral transplantation[J]. Pediatr Dermatol，2013，30（3）：335-341.

[4] 赵晓飞，林栋栋，李宁，等 .8 例肝移植术后急性移植物抗宿主病的诊治体会 [J]. 临床肝胆病杂志，2018，34（11）：2392-2396.